Joda, Petersilka, Ehmke

Arbeitshandbuch Parodontologie

Band 2
Chirurgische Therapie

Arbeitshandbuch Parodontologie

Band 2

Chirurgische Therapie

Tim Joda
Gregor Petersilka
Benjamin Ehmke

Poliklinik für Parodontologie
Westfälische Wilhelms-Universität Münster

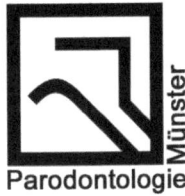

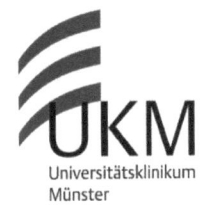

Bibliografische Information der Deutschen Bibliothek:
Die Deutsche Bibliothek verzeichnet diese Publikation in der Deutschen Nationalbibliografie; detaillierte bibliografische Daten sind im Internet über http://dnb.ddb.de abrufbar.

Herstellung und Verlag: Books on Demand GmbH, Norderstedt

Umschlaggestaltung und Layout: Dr. Tim Joda

Zeichnungen: Heike Frieling-Braithwaite, Friederike Becker und Dr. Tim Joda

ISBN: 978-3-8370-4635-9

Dr. med. dent. Tim Joda
Poliklinik für Parodontologie
Zentrum für Zahn-, Mund- und Kieferheilkunde
Westfälische Wilhelms-Universität Münster
Waldeyerstr. 30
48149 Münster

PD Dr. med. dent. Gregor Petersilka
Gemeinschaftspraxis in Würzburg
Haugerpfarrgasse 7
97070 Würzburg

PD Dr. med. dent. Benjamin Ehmke
Kommissarischer Leiter der Poliklinik für Parodontologie
Zentrum für Zahn-, Mund- und Kieferheilkunde
Westfälische Wilhelms-Universität Münster
Waldeyerstr. 30
48149 Münster

Inhaltsverzeichnis

Vorwort

Parodontitis ist eine multifaktorielle biofilmassoziierte Infektionserkrankung. Die Grundlage der Parodontaltherapie ist das mechanische Debridement (s. Band 1). Deren Effizienz wird jedoch durch den Schweregrad der Erkrankung und die Erreichbarkeit der Wurzeloberflächen limitiert. Oft führt die alleinige mechanische Therapie nicht zu einem ausreichenden Behandlungserfolg. In solchen Situationen können adäquate parodontalchirurgische Maßnahmen als Therapieergänzung indiziert sein. Darüber hinaus lassen sich auch mukogingivale Aberrationen, wie parodontale Rezessionen, mit parodontalchirurgischen Eingriffen korrigieren.

Dieses Handbuch soll die verschiedenen parodontalchirurgischen Behandlungstechniken und -abläufe mitsamt deren Indikationsstellungen aufzeigen. Das Vorgehen bei den unterschiedlichen Eingriffen wird in Form von detaillierten Arbeitsanweisungen mit zahlreichen Abbildungen beschrieben. Hierbei wird kein Anspruch auf Vollständigkeit erhoben, sondern vielmehr das parodontalchirurgische Konzept der Poliklinik für Parodontologie Münster vorgestellt. Somit ist dieses Buch als eine praxisrelevante Ergänzung – als Arbeitshandbuch – zu verstehen.

Münster, März 2008   *Tim Joda*

Ziele der Parodontalchirurgie

Resektive und regenerative parodontalchirurgische Verfahren sind in der Regel nach abgeschlossener nichtchirurgischer Parodontitistherapie indiziert, wenn die alleinige konservative Parodontaltherapie nicht zu einem ausreichenden Behandlungserfolg führt. Mit den Techniken der plastischen Parodontalchirurgie wird eine physiologische Weichgewebsanatomie in der ästhetischen Zone wiederhergestellt. Darüber hinaus sind chirurgische Korrekturen am Parodontium als Vorbereitung und Basis für weitere therapeutische Eingriffe in anderen Gebieten der Zahnmedizin, z.B. der Prothetik und der Kieferorthopädie, zu verstehen.

➤ **Ziele der Parodontalchirurgie**

- Erhöhte Effizienz des subgingivalen Debridements unter direkter visueller Kontrolle (im Seitenzahnbereich)

- Rekonstruktion einer physiologischen Morphologie des Alveolarfortsatzes und der Gingiva auf reduziertem apikalen Niveau

- Regeneration parodontaler Strukturen

- Deckung parodontaler Rezessionen

- Verbesserte Reinigungsmöglichkeiten in der Nachsorge

  und somit

- Erhaltung des vorhandenen Attachmentniveaus bzw. Verlangsamung einer destruktiven Progression

- Prävention von (weiterem) Zahnverlust

13

Behandlungsablauf in der Parodontologie

1. Aufnahme des Patienten

    - Anamnese

    - Parodontaler Screening Index (PSI)

2. Vorbehandelnde Maßnahmen

    - Plaque Index (nach *O'Leary*)

    - Mundhygienestatus (Information, Motivation, Instruktion)

    - ggf. professionelle supragingivale Zahnreinigung/Zahnsteinentfernung

3. Initialtherapie (nichtchirurgische Parodontitistherapie)

    - Klinischer Befund

    - Röntgenologischer Befund

    - Mikrobiologische Untersuchung (nur falls indiziert; Ergebnis muss bis zum Debridement vorliegen)

    - Supra- und subgingivales Debridement unter Lokalanästhesie

    - ggf. erforderliche interdisziplinäre Maßnahmen:
      Konservierende und endodontische Therapie, Extraktion von Zähnen mit infauster Prognose, prothetische Interimsversorgung

4. Reevaluation (4 - 6 Wochen nach Initialtherapie)

    - Klinischer Befund

    - Mundhygienestatus (Information, Motivation, Instruktion)

    - ggf. supragingivales Debridement

    - Definitive Therapieplanung

5. **Parodontalchirurgie**

- **Resektive Verfahren**

- **Regenerative Verfahren**

- **Plastische (mukogingivale) Verfahren**

- **Implantatprothetische Rehabilitation des parodontal kompromittierten Patienten**

6. Unterstützende Parodontitistherapie (UPT)

- Supra- und subgingivales Debridement (3 - 4 x jährlich)

- Parodontalstatus (1 x jährlich)

- Röntgenbefund (alle 5 Jahre oder früher bei klinischer Progression von Attachmentverlusten)

Parodontalchirurgische Grundlagen

Parodontalchirurgische Eingriffe lassen sich in resektive, regenerative und mukogingivale Verfahren unterteilen. Trotz unterschiedlicher Zielsetzungen und Indikationsstellungen wiederholen sich bei allen parodontalchirurgischen Techniken grundsätzliche Behandlungsschritte. Diese wiederkehrenden chirurgischen Grundlagen werden in dieser Einführung zusammenfassend vorgestellt und an entsprechender Stelle als bekannt vorausgesetzt.

Anamnese

Die allgemeine und spezielle Anamnese (griech.: *anamnesis* - Erinnerung) ist wesentlicher Bestandteil (zahn-)ärztlichen Handelns. Im Rahmen der Anamneseerhebung werden der Gesundheitszustand des Patienten sowie medizinische Risikofaktoren, die für die Durchführung eines chirurgischen Eingriffs von Bedeutung sind, erfasst. Vor jedem parodontalchirurgischen Verfahren ist die allgemeine Anamnese zu aktualisieren und auf mögliche Kontraindikationen für den operativen Eingriff zu überprüfen. Einige allgemeinmedizinische Aspekte und Faktoren, die für die parodontale Therapie von Bedeutung sind, seien hier erwähnt. Weiterführende und detaillierte Informationen sind den entsprechenden Lehrbüchern zu entnehmen.

➢ **Faktoren/Zustände, die ein erhöhtes perioperatives Risiko aufweisen**

- Kardiovaskuläre Erkrankungen (Angina pectoris, Hypertonie, etc.)

- Blutgerinnungsstörungen

- Schwangerschaft

- Infektionserkrankungen (HIV, TBC, Diphterie, Hepatitis, etc.)

➢ **Faktoren/Zustände, die mit der Behandlung interferieren können**

● Notwendige Endokarditisprophylaxe

● Schlecht resp. nichteingestellter Diabetes mellitus

● Allergien und Unverträglichkeiten (Lokalanästhetika, Antibiotika, etc.)

● Medikamente (Antikoagulanzien, Antidepressiva, etc.)

● Alkohol- und Zigarettenkonsum

Patientenaufklärung und Einwilligung

Parodontalchirurgische Operationen stellen in der Regel Wahleingriffe dar. Mögliche Differentialtherapien sowie die Terminierung sollten mit dem Patienten präoperativ erörtert werden. Die Aufklärung und Einverständniserklärung für die operative Therapie muss in einem individuellen Gespräch mindestens 24 Stunden vor dem Eingriff stattfinden und (hand-)schriftlich dokumentiert werden.

➢ **Operative Aufklärung des Patienten**

● Befund und Diagnose

● Therapiemaßnahmen und Behandlungsalternativen

● Eingriffstypische Risiken und Komplikationen

● Postoperatives Verhalten und mögliche Nebenwirkungen

Lokalanästhesie

Parodontalchirurgische Methoden werden bei örtlicher Schmerzausschaltung durchgeführt. Die anatomischen Kenntnisse sind für eine erfolgreiche Anwendung der Lokalanästhesie zwingend erforderlich. Vor jeder Injektion von Lokalanästhetika sind allgemeinmedizinische Risikofaktoren erneut abzuklären.

Für parodontalchirurgische Eingriffe im Oberkiefer findet die fortlaufende Infiltrationsanästhesie sowie die Leitungsanästhesie am *Foramen palatinus majus* Anwendung. Im Unterkiefer ist in der Regel die Leitungsanästhesie am Foramen mandibulae, z.B. mit Articain 1:100.000, ausreichend.

Infiltrationsanästhesie

Bei der Infiltrationsanästhesie werden die Endverzweigungen der Nerven blockiert, indem das Anästhetikum unmittelbar in das lokale Gewebe injiziert wird. In der Parodontalchirurgie sind folgende Terminalanästhesien gebräuchlich:

- Infiltrationsanästhesie von Einzelzähnen

- Fortlaufende Infiltrationsanästhesie im Oberkiefer

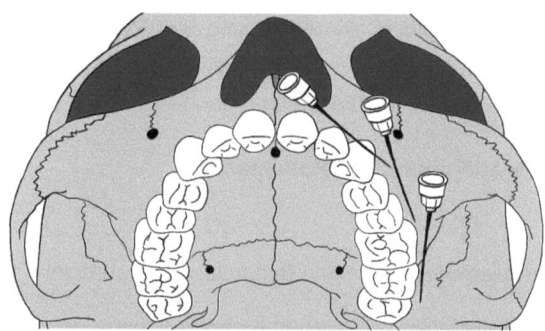

Abbildung 1: Technik der fortlaufenden Anästhesie im Oberkiefer

Leitungsanästhesie

Die Technik der Leitungsanästhesie ermöglicht die Schmerzausschaltung größerer Areale mit relativ geringen Mengen von Lokalanästhetika. In der Parodontalchirurgie sind folgende Leitungsanästhesien indiziert:

- Leitungsanästhesie am *Foramen mandibulae*

- Leitungsanästhesie am *Foramen palatinus majus*

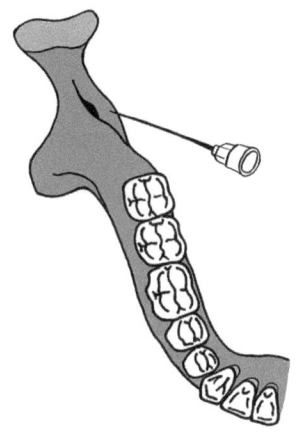

Abbildung 2: Leitungsanästhesie am *Foramen mandibulae*

Zusammensetzung, biochemische Wirkungsweise und Grenzdosisbestimmung von oralen Lokalanästhetika sowie detaillierte Beschreibungen der einzelnen Anästhesietechniken sind in der entsprechender Fachliteratur nachzulesen.

Parodontalchirurgisches Instrumentarium

Eine Vielzahl von unterschiedlichen Instrumenten wird gegenwärtig für parodontalchirurgische Eingriffe angeboten. Prinzipiell empfiehlt sich ein standardisiertes Basistray, das entsprechend den Wünschen eines jeden Behandlers mit Spezialinstrumenten ergänzt werden kann. Die grundsätzlichen Anforderungen an parodontalchirurgische Instrumente, aber auch Aspekte der Praktikabilität, Störanfälligkeit und Sterilisation, sollten bei der Auswahl beachtet werden. Ein wesentliches Kriterium für alle in der Parodontalchirurgie gebräuchlichen Instrumente ist die Schonung der Weichgewebe durch grazile und scharfe Arbeitsenden sowie eine ergonomische Griffform für ein ermüdungsfreies Arbeiten.

(Gesonderte Instrumentenliste im Anhang auf Seite 96)

Entsprechend den Anwendungsbereiche der spezifischen Behandlungsabschnitte können parodontalchirurgische Instrumente in folgende Gruppen unterteilt werden:

- Instrumente für Inzisionen zur Lappenbildung

- Instrumente für Mobilisation und Abhalten der Lappen

- Instrumente für Degranulation und Wurzelinstrumentierung

- Instrumente für resektive Knochenchirurgie

- Instrumente für Nahtfixierung

Instrumente für Inzisionen zur Lappenbildung

Skalpellgriffe und Skalpellklingen sind für die Schnittführung zur Präparation von Lappen erforderlich. Idealerweise sollten Skalpellgriffe einen runden Querschnitt, eine griffige Oberfläche und eine ausreichende Instrumentenlänge aufweisen. Der runde Griff ermöglicht ein Drehen zwischen den Fingern, ohne dass die Handposition verändert und das Skalpell abgesetzt werden muss. Als Skalpellklingen haben sich die Formen Nr. 15, 15c und 12d bewährt.

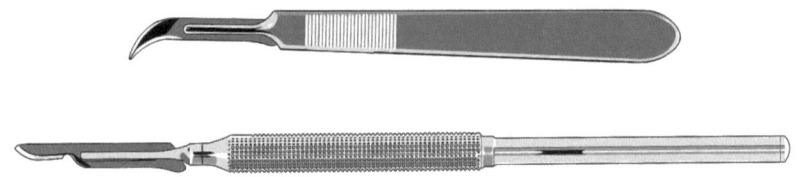

Abbildung 3: Skalpellklinge Nr. 12d mit konventionellem Halter (oben) und Skalpellklinge Nr. 15 mit rundem Halter (unten)

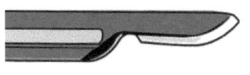

Skalpellklinge Nr. 15
- Klinge verläuft in der Achse des Griffs
- Einseitige Schnittfläche
- Lappenausdünnung und Mukosalappenpräparation

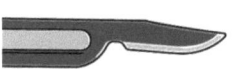

Skalpellklinge Nr. 15c
- Klinge verläuft in der Achse des Griffs
- Einseitige Schnittfläche
- Primäre Inzision

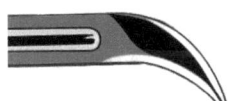

Skalpellklinge 12d
- Schneidende Fläche außerhalb der Griffachse
- Doppelseitige Schnittflächen
- Inzisionen im posterioren und interdentalen Bereich

Abbildung 4: Verschiedene Skalpellklingen und deren Anwendungsbereiche

Instrumente für Mobilisation & Abhalten der Lappen

Für die Präparation von vollschichtigen Lappen haben sich Raspatorien in unterschiedlichen Größen bewährt. Darüber hinaus eignet sich für die Mobilisation von Interdentalpapillen auch das feststehende lanzettförmige Gingivektomiemesser nach *Orban*. Bei dieser Indikation wird es als „scharfes" Raspatorium verwendet. Zum Abhalten des mobilisierten Lappens sollten nur grazile Instrumente, wie das Raspatorium nach *Prichard,* zum Einsatz kommen.

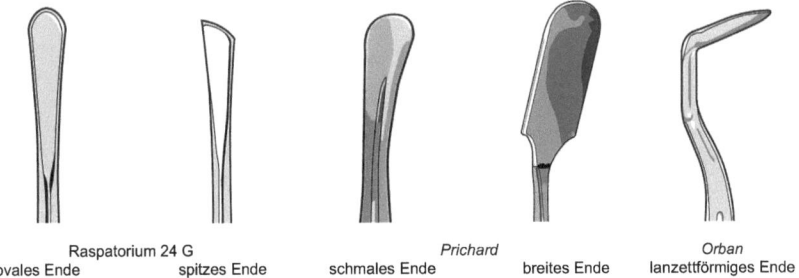

| Raspatorium 24 G | | *Prichard* | | *Orban* |
| ovales Ende | spitzes Ende | schmales Ende | breites Ende | lanzettförmiges Ende |

Abbildung 5: Verschiedene Instrumente zur Lappenmobilisation

Instrumente für Degranulation & Wurzelinstrumentierung

Die Entfernung des Granulationsgewebes kann mit verschiedenen Instrumenten erfolgen. Typischerweise werden Gracey-Küretten und Scaler für diesen Behandlungsschritt verwendet.

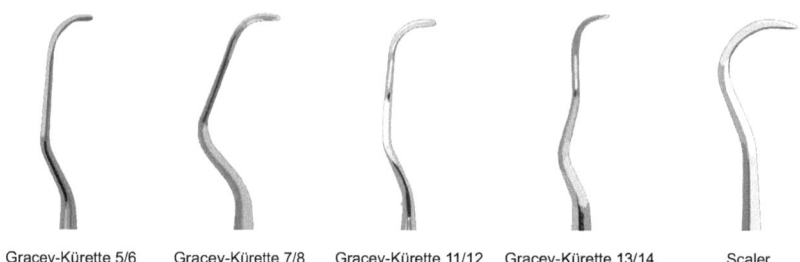

Gracey-Kürette 5/6   Gracey-Kürette 7/8   Gracey-Kürette 11/12   Gracey-Kürette 13/14   Scaler

Abbildung 6: Verschiedene Instrumente zur Degranulation

Die Bearbeitung der Wurzeloberfläche stellt einen inhärenten Bestandteil jedes parodontalchirurgischen Verfahrens dar und kann sowohl manuell mit Küretten, als auch maschinell mit diamantierten Schallscaleransätzen durchgeführt werden. Im Gegensatz zu den Handinstrumenten weisen die maschinellen Systeme grazilere Arbeitsenden auf. Druckluftbetriebene Schallscaler mit knospenförmigen diamantierten Ansätzen in unterschiedlichen Größen haben sich insbesondere für die intraoperative Instrumentierung von Furkationen bewährt.

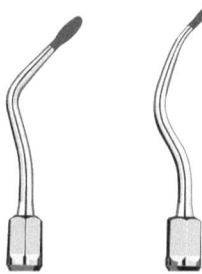

Abbildung 7: Diamantierte Schallscaleransätze zur Wurzelinstrumentierung

Instrumente für resektive Knochenchirurgie

Die resektive Knochenchirurgie kann mit maschinenbetriebenen und manuellen Instrumenten durchgeführt werden. Rosenbohrer mit langem Schaft in Durchmessern von 1,8 mm und 2,3 mm werden in Kombination mit blauen Winkelstücken und steriler NaCl-Kühlung für die chirurgische Knochenkorrektur verwendet. Das Raspatorium nach *Prichard* schützt währenddessen das Weichgewebe vor traumatischen Läsionen. Die Modellation der Knochenareale in unmittelbarer Wurzelnähe sollte zum Schutz der Zahnhartsubstanz jedoch stets mit Handinstrumenten erfolgen.

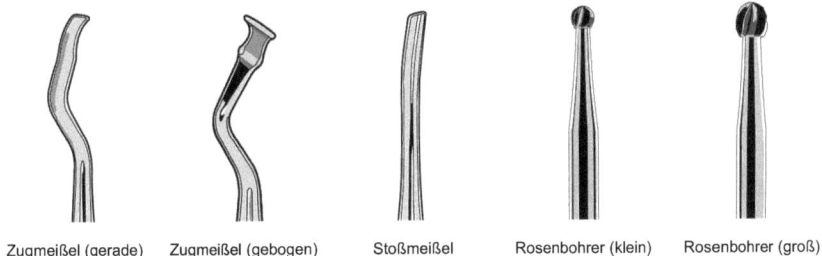

Zugmeißel (gerade)   Zugmeißel (gebogen)   Stoßmeißel   Rosenbohrer (klein)   Rosenbohrer (groß)

Abbildung 8: Manuelle und maschinelle Instrumente zur Knochenchirurgie

Instrumente für Nahtfixierung

Leicht arretierbare Nadelhalter mit rundem Griff nach *Castroviejo* und grazile Pinzetten mit langem Griff ermöglichen eine atraumatische Nahtfixierung.

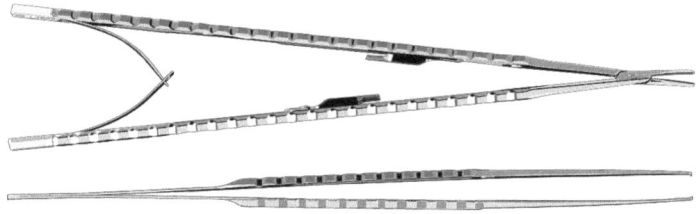

Abbildung 9: Mikrochirurgischer Nadelhalter und Pinzette

Prinzipien der Schnittführungen

Für die chirurgische Therapie von Parodontalerkrankungen stellt die Lappenoperation die Voraussetzung für den Zugang zur Wurzeloberfläche dar. Zahlreiche Schnittführungen sind für die jeweiligen parodontalchirurgischen Maßnahmen entwickelt worden. Bei allen Inzisionstechniken müssen grundsätzliche Aspekte beachtet werden:

- Schonung wichtiger anatomischer Strukturen (Nerven, Blutgefäße, etc.)

- Kenntnisse über die Lage und Ausdehnung der Defektmorphologie

- Ernährung des Lappens aus dem umliegenden Gewebe

- Ausreichende Übersicht im Operationsgebiet

- ggf. Erweiterungsfähigkeit der Inzision

Horizontale Inzisionen

Horizontale Inzisionen werden für die Mobilisation des Lappens von der Wurzeloberfläche benötigt. Der Abstand vom *Margo gingivae* ist abhängig von der Taschensondierungstiefe sowie der Breite der befestigten Gingiva.

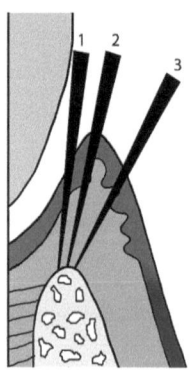

Entsprechend diesen Grundsätzen werden sulkäre, marginale und paramarginale Schnittführungen unterschieden:

1. Sulkär

   unmittelbar im oralen Sulkus

2. Marginal

   auf dem höchsten Punkt der Gingiva

3. Paramarginal

   im Abstand von ca. $^1/_2 - ^2/_3$ der TST vom Zahn

Abbildung 10: Sulkäre, marginale und paramarginale Inzisionen

Vertikale Inzisionen

Vertikale Inzisionen werden ergänzend für eine größere Mobilisation sowie für eine Verschiebung des Lappens in apikaler, lateraler und koronaler Richtung angewendet. Für eine ausreichende Ernährung des Lappens sollte die Lappenbasis breit genug gestaltet werden. Im ästhetisch relevanten Bereich empfiehlt es sich, (wenn möglich) auf vertikale Inzisionen zu verzichten und eine Entlastung des Lappens über eine extendierte horizontale Schnittführung zu erzielen.

Bei medianer und papillärer Positionierung der vertikalen Inzision besteht das Risiko der Rezessionsbildung resp. des Verlustes der Interdentalpapille. Um dieses zu vermeiden, sollte stets eine paramediane Schnittführung in einem Winkel von etwa 90° zum *Margo gingivae* gewählt werden.

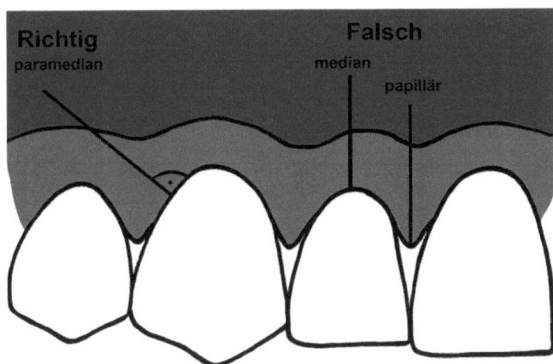

Abbildung 11: Korrekte und falsche Lage von Vertikalinzisionen

Bei allen Schnittführungen muss beachtet werden, dass das Gewebe definiert durchschnitten wird, um eine saubere Adaptation der mobilisierten Lappen zu erzielen. Da die verschiedenen Inzisionstechniken nur bedingt im weiteren Operationsverlauf korrigiert werden können, muss bereits präoperativ die indikationsbezogene Methode sorgfältig gewählt werden.

Interdentale Inzisionen

Die Wahl der interdentalen Inzision ist abhängig von der Art des parodontalchirurgischen Eingriffs und der knöchernen Defektmorphologie. Bei regenerativen Techniken ist für einen komplikationslosen Heilungsverlauf ein sicherer primärer Wundverschluss anzustreben. Für diese Indikationsstellung haben sich die schrägen sowie die papillenerhaltenden Schnittführungen vestibulär resp. oral (entsprechend der Defektlokalisation) in Abhängigkeit von der Breite des Interdentalraumes bewährt (2,3,4). Wobei insbesondere im Molarenbereich die Gefahr einer Lappennekrose bei den Techniken (3) und (4) erhöht ist. Bei resektiven Maßnahmen wird aus Gründen der Praktikabilität eine girlandenförmige Inzision (1) zur interdentalen Lappenmobilisation verwendet.

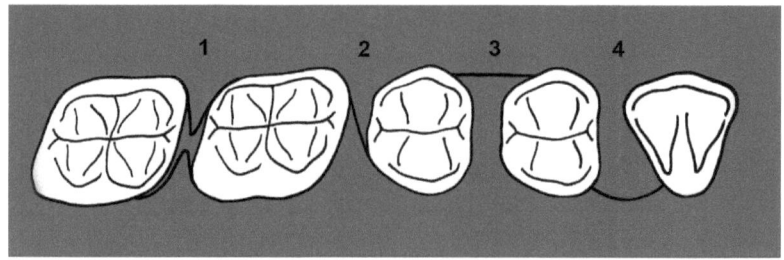

1. girlandenförmig 2. schräg 3. papillenerhaltend vestibulär gerade 4. papillenerhaltend oral halbmondförmig

Abbildung 12: Verschiedene interdentale Inzisionstechniken

Prinzipien der Nahttechniken

Die Nahtfixation der Wundränder gewährleistet die durch Schnittführung und Lappenpräparation erzielte Adaptation an den Zähnen und dem Alveolarfortsatz. Darüber hinaus schützt die Naht den Wundbereich, so dass das Blut- und Fibrinkoagel bis zum Beginn der Kollagensynthese stabilisiert werden. Zur exakten Positionierung der Lappen sind bei den verschiedenen parodontalchirurgischen Eingriffen unterschiedliche Nahttechniken sowie Nahtmaterialien erforderlich.

Unabhängig von der Art des Lappendesigns müssen stets grundsätzliche Anforderungen an die einzelnen Techniken zur Nahtfixation erfüllt werden:

- Naht auf knöcherner Unterlage

- Spannungsfreie Adaptation der Wundränder

- Vom beweglichen Lappen zum fixierten Gewebe nähen

- Die Einstichstellen müssen einen adäquaten Abstand zu den Wundrändern aufweisen

- Sichere Knotensitzfestigkeit

- Positionierung der Knoten auf der Seite des fixierten Gewebes

Der durch die Nahtfixation verursachte Gewebeschaden kann durch atraumatische Nadeln mit einem sog. Außenschliff maßgeblich reduziert werden. Nadel-Faden-Verbindungen mit einem Öhr sollten bei parodontalchirurgischen Eingriffen nicht mehr verwendet werden. Darüber hinaus werden Nadeln mit kreisrunder Form gegenüber geraden Nadeln favorisiert, um die Gefahr einer Verletzung des krestalen Anteils des *Limbus alveolaris* bei der interdentalen Naht zu minimieren.

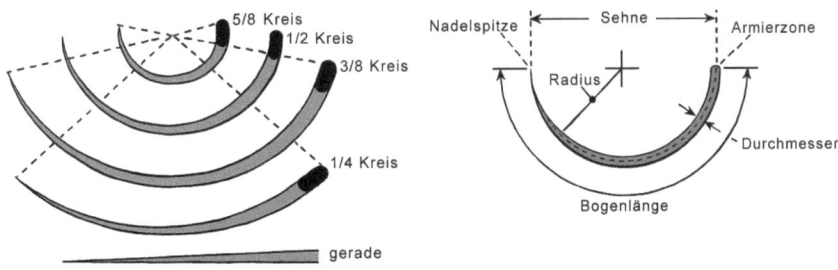

Nadelformen von kreisrund bis gerade   Benennung der einzelnen Nadelabschnitte

Abbildung 13: Verschiedene Nadelformen und Biegungsgrade

Eine ausreichende Haltbarkeit der Naht ist von der Art des verwendeten Materials und der Fadenstärke sowie der Knotenfestigkeit abhängig. In der Parodontalchirurgie hat sich das instrumentelle Knüpfen mit Nadelhalter und Pinzette durchgesetzt, da der posteriore Mundhöhlenbereich im Gegensatz zur Methode mit Handknoten auf einfache und sichere Weise erreicht wird. Der chirurgische Knoten setzt sich aus einem primären Grundknoten (Sicherung der Lappenposition) und 1 bis 2 Endknoten (Sicherung der Festigkeit) zusammen.

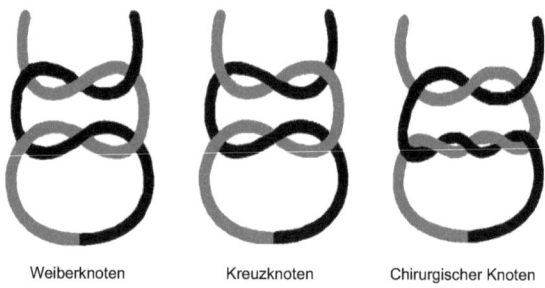

| Weiberknoten | Kreuzknoten | Chirurgischer Knoten |

Abbildung 14: Verschiedene Knotenformen

Im Folgenden werden exemplarisch einige grundlegende Techniken zur Nahtfixation und deren Anwendungsbereiche vorgestellt. In den jeweiligen Kapiteln zu den einzelnen parodontalchirurgischen Verfahren resektiver, regenerativer und mukogingivaler Art werden spezielle Nahttechniken noch einmal separat erläutert.

Einzelknopfnaht (Kreisnaht)

Mit Einzelknopfnähten können die sich gegenüberliegenden Interdentalpapillen der vestibulären und oralen Lappen angenähert oder aber auch zum Verschluss von vertikalen Inzisionen verwendet werden. Die Kreisnaht ist eine einfache und universelle Nahttechnik.

1 2

3 4

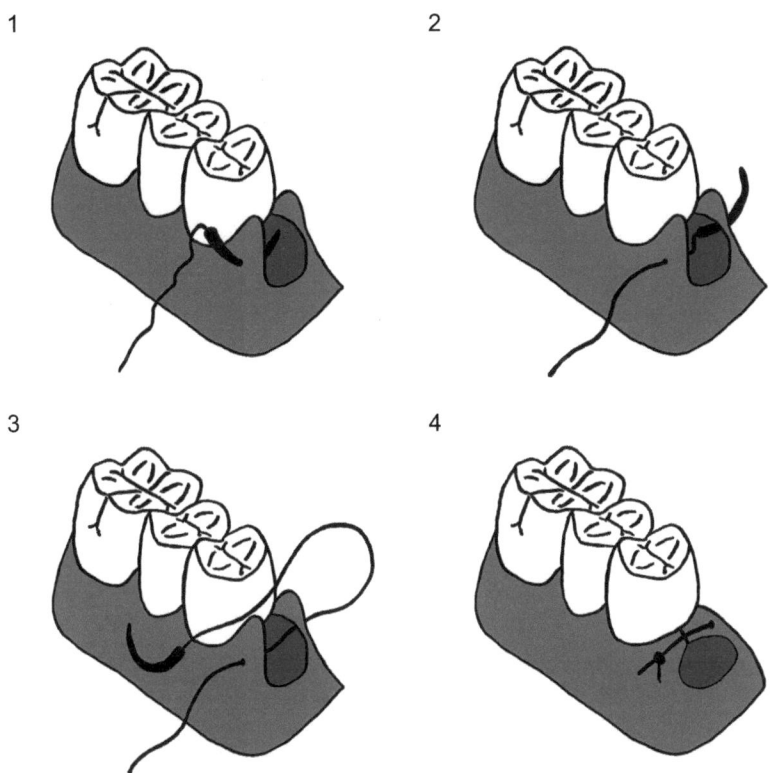

Abbildung 15: Einzelknopfnaht in Kreisform

Matratzennaht

Bei der Matratzennaht handelt es sich ebenfalls um eine Einzelnaht, die insbesondere für eine sichere Fixation im interdentalen Bereich zur Lappenannäherung verwendet wird. Diese Nahttechnik wird entsprechend ihrer Ausrichtung zur Zahnreihe in horizontale und vertikale Matratzennähte unterschieden. Im Gegensatz zur Kreisnaht wird hierbei eine breitflächige Adaptation der Wundränder erzielt.

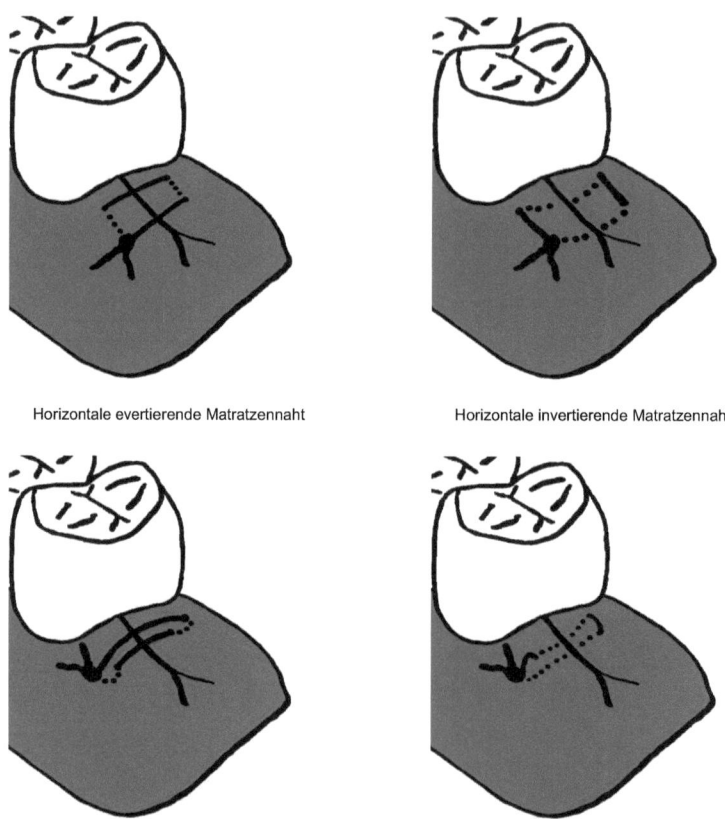

Horizontale evertierende Matratzennaht   Horizontale invertierende Matratzennaht

Vertikale Matratzennaht   Vertikale Matratzennaht nach *Donati*

Abbildung 16: Verschiedene Varianten der Matratzennaht

Horizontale evertierende Matratzennähte sind insbesondere bei weiten Interdentalräumen und bei ossären Transplantationen den vertikal ausgerichteten Einzelnähten vorzuziehen. Diese bewirken eine bessere Lappenfixation und reduzieren das Risiko, dass es über eine Dochtwirkung des Nahtmaterials zur Infektion des interdental gelegenen Knochentransplantates kommt.

Fortlaufende Naht

Die Kombination mehrerer Einzelnähte hintereinander mit einem Faden und nur einem endständigen Knoten wird als fortlaufende Naht bezeichnet. Da bei dieser Nahttechnik das aufwendige Knüpfen der Knoten auf ein Minimum reduziert wird, können größere Operationsgebiete sehr zeitsparend verschlossen werden. Falls es postoperativ zu einer Lockerung des endständigen Knotens kommt, ist die sichere Lappenadaptation nicht mehr gewährleistet und das Risiko von Wundheilungsstörungen erhöht. In der Parodontalchirurgie kommt insbesondere bei resektiven Eingriffen mit dem Ziel einer Apikalfixierung der Lappen die fortlaufende unabhängige Umschlingungsnaht zum Einsatz. Im Kapitel *Resektive Parodontalchirurgie* wird diese Nahttechnik detailliert vorgestellt.

Heilung nach Parodontalchirurgie

Der gingivale Komplex, das Wurzelzement mit den darin verankerten funktionsorientierten Bindegewebsfasern und der zahntragende Alveolarknochen bilden die anatomischen Strukturen des Parodontiums. Nach parodontalchirurgischen Eingriffen können in Abhängigkeit von der Art der Operationstechnik (resektiv/regenerativ) unterschiedliche Heilungsformen beobachtet werden. Die Wiederherstellung des Parodontiums wird von folgenden Zelltypen und Faktoren bestimmt:

- Epithelzellen und Endothelzellen

- Zementoblasten, Osteoblasten und Fibroblasten

- Wachstumsfaktoren und Matrixkomponenten

Reparation

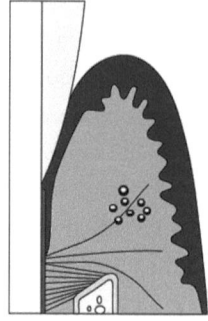

- Ausbildung eines langen Saumepithels über Hemidesmosome mit der Wurzeloberfläche
- Kollagenfaserreiches Narbengewebe parallel zum Verlauf der Zahnachse
- Partielle Knochenneubildung möglich

Abbildung 17: Mechanismen der Reparation nach Parodontalchirurgie

Eine parodontale Reparation kann in der Regel nach resektiven Eingriffen und nach der nichtchirurgischen Parodontitistherapie beobachtet werden.

Regeneration

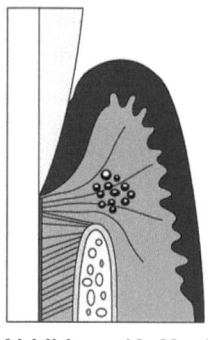

- Neubildung von Wurzelzement auf dem exponierten Dentin
- Verankerung eines funktionellen parodontalen Faserapparates
- Knochenneubildung durch Remodelling und Appositionsvorgänge
- Ausbildung eines kurzen Saumepithels

Abbildung 18: Mechanismen der Regeneration nach Parodontalchirurgie

Eine „echte" parodontale Regeneration lässt sich weder klinisch noch röntgenologisch nachweisen. Einzig die histologische Untersuchung kann die Rekonstruktion von Wurzelzement, Alveolarknochen und funktionellen Desmodontalfasern im Sinne einer *Restitutio ad integrum* belegen.

Postoperatives Management

Die Art und die zeitliche Dauer des parodontalchirurgischen Eingriffs, aber auch das allgemeine Befinden des Patienten sind für den Heilungsverlauf nach der Operation entscheidend. Im Folgenden wird ein postoperatives Standardprotokoll vorgestellt, das jedoch individuell von Patient zu Patient variiert werden muss.

> **Postoperative Nachsorge nach parodontalchirurgischen Maßnahmen**

- Schmerzprophylaxe mit nichtsteroidalen Antiphlogistika (Ibuprofen, Paracetamol, etc.) nach Bedarf des Patienten
  CAVE: Acetylsalicylsäure (ASS) führt zu einer Inhibition der Thrombozytenaggregation mit erhöhter Blutungsneigung und sollte daher nicht zur Schmerzprophylaxe verschrieben werden!

- ggf. systemische Antibiotikatherapie (Amoxicillin, etc.) für die Dauer von 7 Tagen bei umfangreichen regenerativen Eingriffen

- Feuchtkalte Umschläge zur Schwellungsprophylaxe

- Keine mechanische Mundhygiene im operierten Bereich für 7 - 10 Tage bei resektiven Eingriffen bzw. 21 - 30 Tage nach regenerativen Eingriffen

- Antibakterielle Infektionsprophylaxe durch chemische Plaquekontrolle mit einer Chlorhexidindiglukonat-Mundspüllösung 0,2% zweimal täglich

- Vermeidung von Nikotin-, Alkohol- und Kaffeekonsum

- Nahtentfernung 7 - 10 Tage postoperativ und ggf. weitere Kontrollen nach 14 bzw. 21 Tagen mit supragingivaler Plaquekontrolle

33

Lappenoperationen

Lappenoperationen zählen zu den ältesten und weit verbreitetsten chirurgischen Behandlungsmethoden in der Parodontaltherapie. 1923 hat *Widman* (17) eine operative Lappentechnik vorgestellt, deren Grundsätze noch heute befolgt werden. Es wurden stetig Weiterentwicklungen und Modifikationen dieser Operationsmethode in der Literatur beschrieben:

- Offene Kürettage nach *Kirkland* 1931 (9)

- Apikaler Verschiebelappen nach *Friedman* 1962 (5)

- Modifizierter Widman-Lappen nach *Ramfjord & Nissle* 1974 (13)

- Papillenerhaltungslappen nach *Takei et al.* 1985 (16)

Prinzipien parodontaler Lappenoperationen

Grundsätzlich werden vollschichtige von teilschichtigen Lappenoperationen unterschieden. Die Durchführung der primären Inzision ist von entscheidender Bedeutung für die Art der Lappenoperation. Spezielle Lappendesigns sind für die verschiedenen Behandlungsabsichten notwendig.

➢ **Ziele parodontaler Lappenoperationen**

- Zugang zu pathologisch exponierten Wurzeloberflächen

- Wiederherstellung einer hygienefähigen Knochen- und Weichgewebsanatomie

- Regeneration parodontaler Strukturen

- Deckung parodontaler Rezessionen

Mukoperiostlappen (vollschichtiger Lappen)

Beim Mukoperiostlappen wird die erste Inzision bis auf den Alveolarknochen durchgeführt. Mit einem Raspatorium wird anschließend der Lappen samt Periost (vollschichtig) vom Knochen abgelöst und soweit mobilisiert, dass der Alveolarfortsatz freigelegt wird.

> **Indikationen**

- Resektive Knochenchirurgie

- Parodontale Regeneration

Der Mukoperiostlappen ist die am häufigsten eingesetzte Lappentechnik in der Parodontalchirurgie.

Mukosalappen (teilschichtiger Lappen)

Beim Mukosalappen verläuft die erste Inzision supraperiostal. Mit dem Skalpell wird die Alveolarmukosa scharf vom Periost getrennt (teilschichtig), ohne den Alveolarknochen zu berühren. Das freipräparierte Periost wird auf dem Knochen belassen, so dass der Alveolarfortsatz nicht exponiert wird.

> **Indikationen**

- Periostnaht zur Fixation des Lappens

- Internes Ausdünnen von fibrotisch verdickter Gingiva, z.B. bei medikamentös bedingter gingivaler Hyperplasie

Wichtige anatomische Strukturen sind bei der scharfen Präparation eines Mukosalappens zu berücksichtigen. Bei ausgeprägten Alveolarknochenverlusten ist in den Bereichen palatinal oberer Molaren bei flachem Gaumen und lingual unterer Molaren sowie bukkal unterer Prämolaren besondere Vorsicht geboten. *CAVE: A. palatina, N. lingualis* und *N. mentalis*!

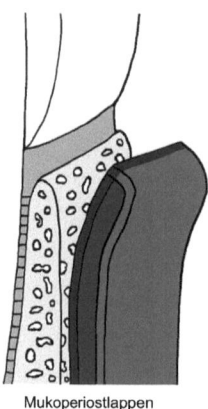 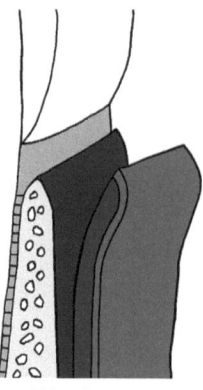

Mukoperiostlappen   Mukosalappen

**Abbildung 19: Vollschichtige und teilschichtige Lappenpräparation
in Abhängigkeit von der Lage der 1. Inzision**

Modifizierter Widman-Lappen (MWL)

Ramfjord & Nissle (13) haben 1974 eine Modifikation der originalen
Lappenoperation von *Widman* (17) beschrieben. Diese Technik ermöglicht den
Zugang zur Wurzeloberfläche, ohne die Lage des gingivalen Verlaufs maßgeblich
zu verändern.

➢ **Ziele des modifizierten Widman-Lappens (MWL)**

- Zugang zur Wurzel für das mechanische Debridement unter Sicht

- Entfernung des Taschenepithels

- Maximaler Erhalt des parodontalen Gewebes

➢ **Indikationen**

- Supra- und moderate intraossäre parodontale Taschen

- Odontoplastik bei Furkationsbefall Grad I

➤ **Operatives Vorgehen**

● Anästhesie

● 1. Inzision: marginal bis auf den Alveolarfortsatz mit Skalpell 15c
  2. Inzision: sulkär bis auf den Boden des ossären Defektes
  3. Inzision: horizontal zur Verbindung von 1. und 2. Inzision

● Vollschichtige Mobilisation eines Mukoperiostlappens mit einem Raspatorium 24 G, jedoch nicht über die Mukogingivallinie hinaus

● Degranulation des exzidierten Taschenepithels und mechanisches Debridement der exponierten Wurzelareale mit Gracey-Küretten und diamantierten Schallscaleransätzen unter direkter Sicht

● Wundverschluss der vestibulären und oralen Mukoperiostlappen mit Kreisnähten aus Seide 4/0 in ursprünglicher Position zur maximalen Erhaltung des parodontalen Gewebes

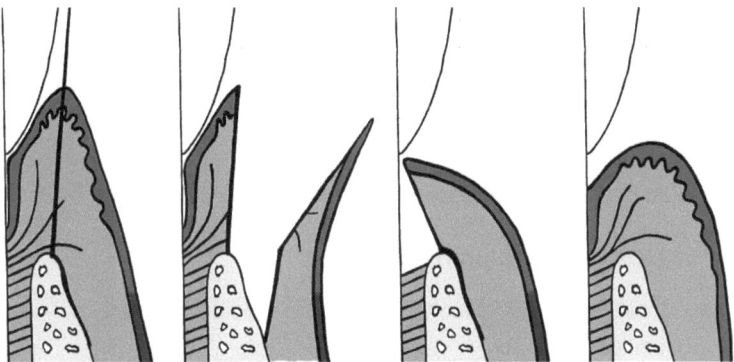

Abbildung 20: Marginale Inzision, vollschichtige Präparation, Exzision des Taschenepithels und Reposition sowie Zustand nach Heilung beim MWL Abbildung nach *Flemmig* (3)

Resektive Parodontalchirurgie

Die Destruktion am Parodontium als Folge der parodontalen Erkrankung führt zu einer negativen Knochenarchitektur und verursacht eine Deformation der physiologischen Morphologie mit der Bildung intraossärer Defekte, interdentaler Krater und wulstiger Knochenkanten. Schließlich resultiert aus der Diskrepanz von Alveolarknochen und Gingiva eine parodontale Tasche. Mit Hilfe resektiver parodontalchirurgischer Methoden wird die Rekonstruktion einer positiven knöchernen Kontur auf reduziertem apikalen Niveau bei horizontalen Alveolarknochenverlusten und moderaten intraossären Defekten ≤ 3 mm angestrebt. Durch die Elimination der pathologischen Tasche wird eine verbesserte Reinigungszugängigkeit in der Nachsorge geschaffen.

Prinzipien parodontaler Knochenchirurgie

Es stehen zwei Varianten der resektiven Knochenchirurgie zur Verfügung, die Osteoplastik und Ostektomie nach *Ochsenbein* (11). Die vollschichtige Lappenpräparation über die Mukogingivallinie hinaus ist Voraussetzung für den Zugang zum zahntragenden Alveolarknochen. In der Regel wird die resektive Knochenchirurgie mit einem apikal verschobenen Mukoperiostlappen bzw. palatinalen Lappen sowie Lappen distal letzter Molar kombiniert.

> ➢ **Ziele der Knochenchirurgie**

- Positive Knochenarchitektur des Alveolarknochens auf reduziertem apikalen Niveau

- Elimination moderater intraossärer Alveolarknochendefekte mit einer Tiefe bis ≤ 3 mm

- Wiederherstellung der biologischen Breite im Rahmen der chirurgischen Kronenverlängerung

Osteoplastik

Unter Osteoplastik wird die Modellation nichtzahntragenden Knochens verstanden. Als Instrumentarium eignen sich Zug- und Stoßmeißel, Knochenfeilen nach *Schluger* sowie rotierende Rosenbohrer und Kugelfräsen unter ständiger steriler NaCl-Kühlung.

➢ **Vorgehen**

● Abtragen von nichtzahntragenden knöchernen Kanten, Leisten und Exostosen

● Ausformen der *Jugae alveolaria* durch Furchung im Bereich der Interdentalsepten

● Konturierung eines nach koronal spitz zulaufenden Alveolarknochenkamms

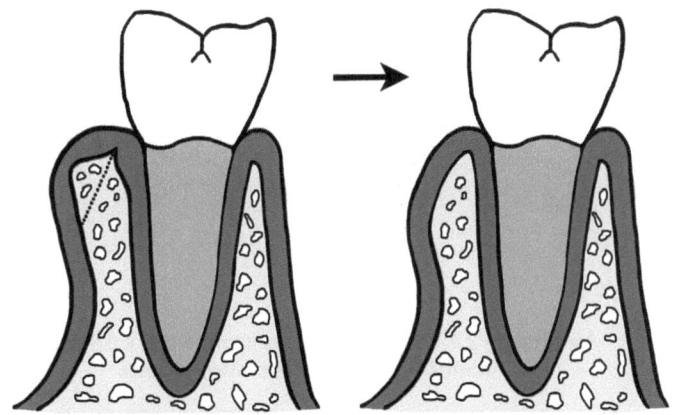

Abbildung 21: Prinzip der Osteoplastik zur Abtragung nichtzahntragenden Alveolarknochens

Ostektomie

Unter Ostektomie wird die Entfernung zahntragenden Knochens verstanden. Bei parodontalchirurgischen Eingriffen wird in der Regel die Ostektomie mit der Osteoplastik kombiniert.

> **Vorgehen**

- Abtragen von zahntragenden, knöchernen Anteilen zum Ausgleich von moderaten intraossären Defekten ≤ 3 mm und interdentalen Kratern in Wurzelnähe mit Zug- und Stoßmeißeln sowie Knochenfeilen nach *Schluger*

- Maximaler Erhalt der bukkalen Knochenlamelle durch Ausgleichen der Defektmorphologie nach oral

- Zirkumferente Ostektomie bei chirurgischer Kronenverlängerung

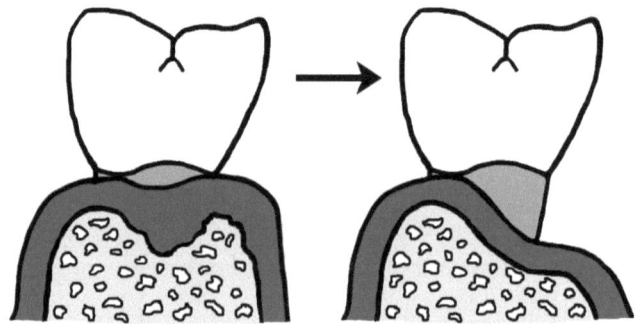

Abbildung 22: Prinzip der Ostektomie zur Entfernung zahntragenden Alveolarknochens

Bei unterschiedlich ausgeprägten Knochenverlusten benachbarter Zähne darf die Ostektomie nicht zu stark ausgedehnt werden. In diesen Fällen sind moderate Unregelmäßigkeiten im Knochenverlauf einer Freilegung der Furkation an Molaren mit kurzem Wurzelstamm vorzuziehen.

➢ **Kompromisse bei der Ostektomie**

● Attachmentverluste

● Parodontale Rezessionen

● Mögliche Hypersensibilität an freiliegenden Wurzeloberflächen

Apikal verschobener Mukoperiostlappen (AVMPL)

Die Technik des Verschiebelappens nach *Friedman* 1962 (5) erlaubt eine Repositionierung der Gingiva in apikaler Position. Durch die Kombination von apikal verschobenem Mukoperiostlappen mit resektiver Knochenchirurgie kann eine Tascheneliminaton bei weitgehender Erhaltung der befestigten Gingiva erzielt werden.

➢ **Ziele des apikal verschobenen Mukoperiostlappens (AVMPL)**

● Zugang zur Wurzel für das mechanische Debridement unter direkter Sicht

● Rekonstruktion einer physiologischen Morphologie des Alveolarfortsatzes und der Gingiva auf reduziertem apikalen Niveau

● Verbesserte Reinigungsmöglichkeiten in der Nachsorge

➢ **Indikationen**

● Gingivale (Pseudo-)Taschen

● Supra- und moderate intraossäre parodontale Taschen im Seitenzahnbereich (horizontaler Knochenverlust)

● Furkationsbefall Grad I, II und III

● Resektive Knochenchirurgie

➤ **Operatives Vorgehen**

Die operative Vorgehensweise des apikalen Verschiebelappens ist im Unterkiefer bukkal und lingual sowie im Oberkiefer bukkal indiziert (siehe auch im Kapitel *Palatinaler Lappen*).

● Anästhesie

● 1. Inzision: marginal bis auf den Alveolarfortsatz mit Skalpell 15c
    2. Inzision: sulkär bis auf den Boden des ossären Defektes

● Mobilisation eines Mukoperiostlappens mit einem Raspatorium 24 G für den Zugang zur Wurzeloberfläche über die Mukogingivallinie hinaus

● Ausdünnen des Lappens von vestibulär und oral im Bereich der Interdentalpapillen mit Skalpell 15

● Degranulation des exzidierten Taschenepithels und mechanisches Debridement der exponierten Wurzelareale unter Sicht

● Osteoplastik und Ostektomie zur Rekonturierung einer positiven Knochenarchitektur auf reduziertem apikalen Niveau

● Maximaler Erhalt der bukkalen Knochenlamelle durch Ausgleichen der Defektmorphologie nach oral

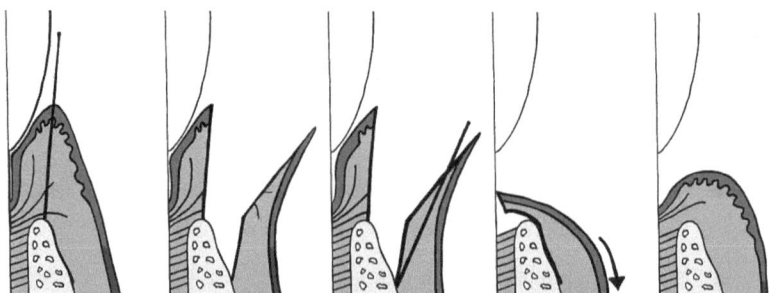

Abbildung 23: Marginale Inzision, vollschichtige Präparation, Ausdünnen des Lappens, apikale Reposition und Zustand nach Heilung beim AVMPL
Abbildung nach *Flemmig* (3)

- Wundverschluss der vestibulären und oralen Mukoperiostlappen 1 - 2 mm koronal des Alveolarfortsatzes mit einer fortlaufenden Umschlingungsnaht aus Seide 4/0 in apikal verschobener Position

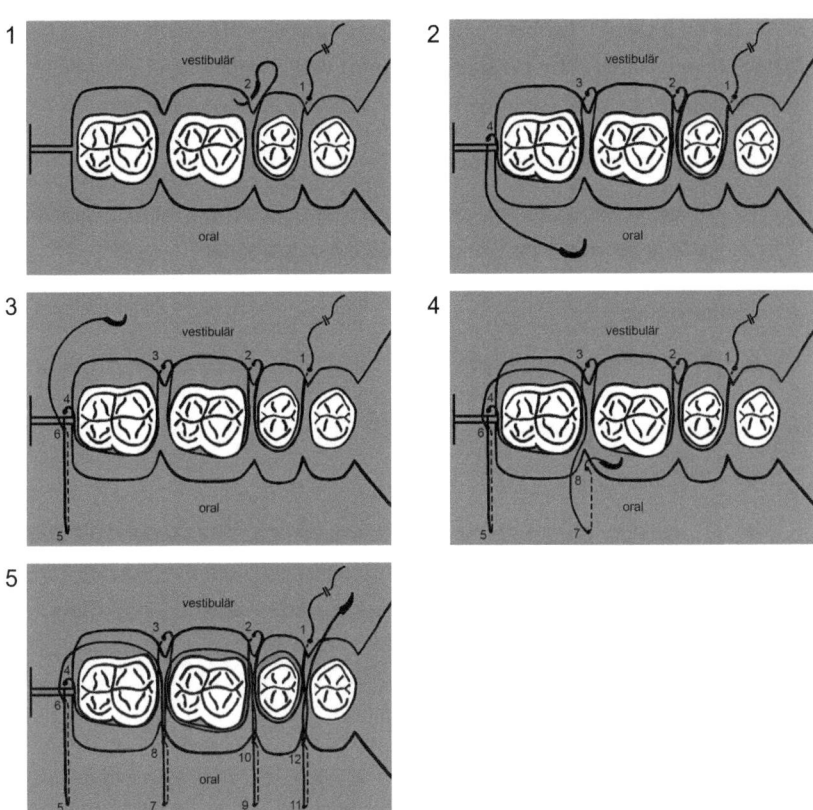

Abbildung 24: Fortlaufende Umschlingungsnaht beim AVMPL

Zunächst wird der vestibuläre Lappen von mesial nach distal durch Umschlingungen an den Zähnen adaptiert. Nach Verankerung am endständigen Zahn wird anschließend der orale Lappen von distal nach mesial in gleicher Weise an den Zähnen fixiert und mit einem Knoten vestibulär verankert.

43

Palatinaler Lappen

Die Anatomie am Gaumen weist ausschließlich befestigte keratinisierte Gingiva auf. Auf Grund dessen kann ein palatinaler Lappen nicht verschoben werden. Die erste paramarginale Inzision legt die postoperative Position des zukünftigen *Margo gingivae* fest. Der palatinale Lappen wird in der Regel mit einem apikal verschobenen Mukoperiostlappen auf der bukkalen Seite kombiniert.

➤ **Ziele des palatinalen Lappens**

- Entsprechend denen des apikal verschobenen Mukoperiostlappens, jedoch abweichend von der Lokalisation palatinal

➤ **Indikationen**

- Entsprechend denen des apikal verschobenen Mukoperiostlappens

➤ **Operatives Vorgehen**

- Anästhesie

- 1. Inzision: paramarginal im Abstand von ca. $1/2 - 2/3$ der TST zum Zahn entsprechend der palatinalen Wurzelmorphologie mit Skalpell 15c
  2. Inzision: Lappenausdünnung nach apikal im Sinne eines Mukosalappens mit Skalpell 15
  3. Inzision: Periostschlitzung mit Skalpell 15c für die Präparation eines Mukoperiostlappens nach apikal

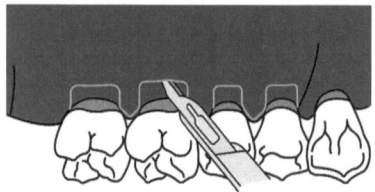 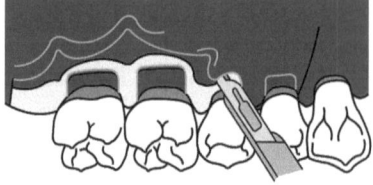

Abbildung 25: Paramarginale Inzision und Lappenausdünnung im Sinne eines Mukosalappens beim palatinalen Lappen

- Degranulation des exzidierten Epithels und mechanisches Debridement der exponierten Wurzelareale unter Sicht

- Osteoplastik und Ostektomie sowie Nahttechnik entsprechen der Technik beim apikal verschobenen Mukoperiostlappen

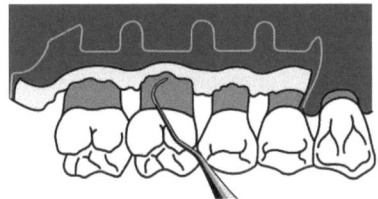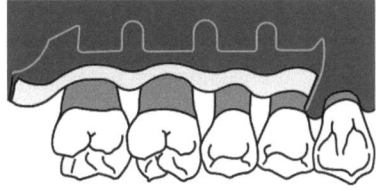

Abbildung 26: Debridement und Knochenchirurgie beim palatinalen Lappen

CAVE: Beim palatinalen Lappen ist besonders auf die *A.* und *V. palatina* zu achten. Verletzungen dieser Gefäße können zu schwer beherrschbaren Blutungen führen!

Lappen distal letzter Molar (LDLM)

Der Lappen distal letzter Molaren kann als alleinige Therapie oder zusammen mit anderen Lappenoperationen durchgeführt werden. Da isolierte Defekte distal letzter Molaren verhältnismäßig selten auftreten, wird der Lappen distal letzter Molar oftmals mit dem apikal verschobenen Mukoperiostlappen bzw. palatinalen Lappen kombiniert.

➢ **Ziele des Lappens distal letzter Molar (LDLM)**

- Entsprechend denen des apikal verschobenen Mukoperiostlappens, jedoch abweichend von der Lokalisation distal letzter Molaren

➢ **Indikationen**

- Entsprechend denen des apikal verschobenen Mukoperiostlappens

➢ **Operatives Vorgehen**

● Anästhesie

● 1. Inzisionen: zwei parallele Inzisionen distal des letzten Molaren mit Skalpell 12d in der keratinisierten Gingiva bis auf den Alveolarfortsatz in einem Abstand zwischen den Inzisionen von ca. $^1/_2 - ^2/_3$ der TST
2. Inzision: Verbindung der beiden parallelen Inzisionen mit einer Vertikalinzision mit Skalpell 15c (sog. „T-Inzision")

● Alternative Schnittführung bei unzureichendem Platzangebot:
Zwei aufeinander zulaufende Inzisionen mit der Basis am Zahn ebenfalls in einem Abstand von ca. $^1/_2 - ^2/_3$ der TST (sog. „Keilinzision")
Auf eine Verbindungsinzision kann nunmehr verzichtet werden

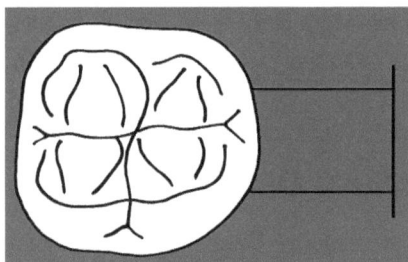 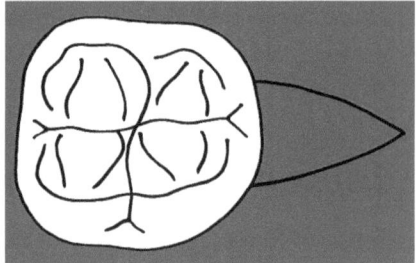

T-Inzision bei ausreichendem Platzangebot   Keilinzision als Alternative bei reduziertem Platzangebot

Abbildung 27: Verschiedene Inzisionstechniken beim LDLM im Oberkiefer aus okklusaler Sicht

● Mobilisation eines Mukoperiostlappens mit einem Raspatorium 24 G für den Zugang zur Wurzeloberfläche über die Mukogingivallinie hinaus

● Degranulation des Keils distal des letzten Molaren und mechanisches Debridement der exponierten Wurzelareale

● Ausdünnen des Lappens von vestibulär und oral im Bereich der beiden Parallelinzisionen mit Skalpell 15

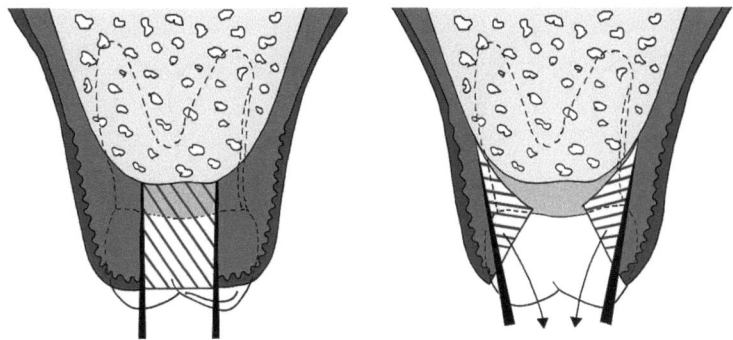

Abbildung 28: Inzision und Ausdünnen des Taschenepithels beim LDLM im Oberkiefer aus dorsaler Sicht

- Osteoplastik und Ostektomie zur Rekonturierung einer positiven Knochenarchitektur auf reduziertem apikalen Niveau

- Wundverschluss der vestibulären und oralen Mukoperiostlappen in apikaler Position mit Kreisnähten aus Seide 4/0

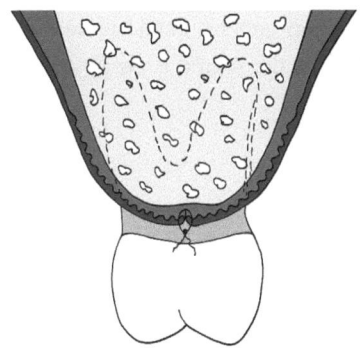

Abbildung 29: Wundverschluss in apikaler Position mit Kreisnähten beim LDLM im Oberkiefer aus dorsaler Sicht

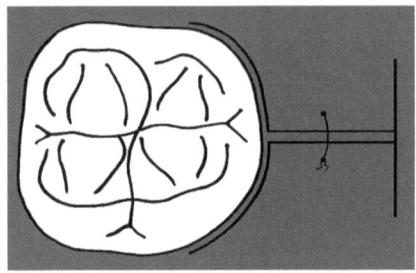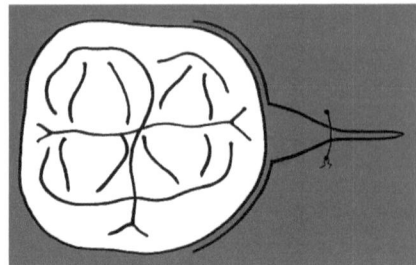

Suffizienter Wundverschluss bei der T-Inzision   Unzureichende Lappenadaptation bei der Keilinzision

**Abbildung 30: Nahtverschluss beim LDLM im Oberkiefer
aus okklusaler Sicht**

Die anatomischen Gegebenheiten sind am *Tuber maxillae* im Allgemeinen günstiger als am *Trigonum retromolare*. Während im Oberkiefer distal der letzten Molaren in der Regel eine ausreichend breite Zone befestigter Gingiva vorhanden ist, fehlt diese häufig im Unterkiefer. Darüber hinaus dürfen die Inzisionen im Unterkiefer nicht im Verlauf der Zentralfissur der Unterkiefermolaren fortgeführt werden, sondern unter ständigem knöchernen Kontakt nach lateral verschoben werden. Eine adäquate Taschenelimination ist in diesem Falle erschwert.

CAVE: Besondere Achtung gebührt beim Lappen distal letzter Molaren dem *N. lingualis* im Unterkiefer und der *A.* und *V. palatina* im Oberkiefer.

Brückenlappen

Der Brückenlappen stellt eine Sonderform des apikal verschobenen Mukoperiostlappens dar. Im Bereich von Brückengliedern fest zementierter Restaurationen wird ein gestielter Lappen präpariert, um den Zugang zum Alveolarknochen zu ermöglichen. Mindestens 3 mm von der oralen Lateralfläche der Brücke verläuft eine horizontale Inzision parallel zum Brückenglied. Im Folgenden wird analog dem operativen Konzept wie beim apikal verschobenen Mukoperiostlappen vorgegangen.

Chirurgische Kronenverlängerung

Die Überkronung von Zähnen mit ausgeprägten Hartsubstanzdefekten stellt ein klinisch bewährtes und etabliertes Therapiekonzept in der restaurativen Zahnheilkunde dar. Ein erfolgreiches und langzeitstabiles Ergebnis setzt sowohl werkstoffkundliche als auch parodontale Aspekte voraus. Die iatrogene Positionierung der Präparationsgrenze ist hierbei von entscheidender Bedeutung für die Interaktion des Parodontiums mit der artifiziellen Krone hinsichtlich der biologischen Breite.

Biologische Breite

Bei den anatomischen Gegebenheiten des Parodontiums ist der supraalveoläre Faserapparat in koronoapikaler Dimension unabhängig von der Lage des Alveolarknochenniveaus weitgehend konstant, während die Tiefe des oralen Sulkusepithels und die Länge des Saumepithels individuell und zahngruppenspezifisch variieren. Die Distanz zwischen oralem Sulkusepithel und Alveolarknochen wird als biologische Breite bezeichnet.

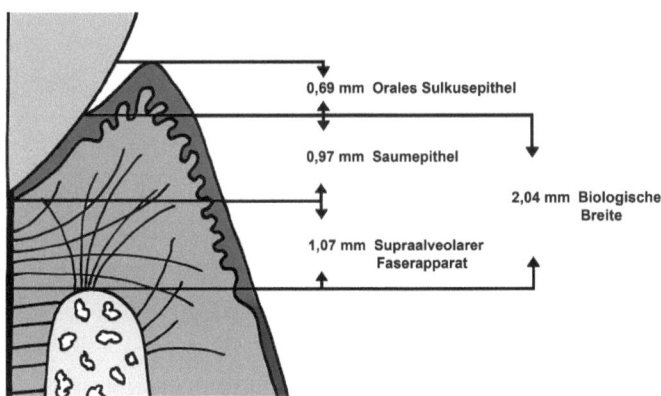

Abbildung 31: Durchschnittswerte der biologischen Breite nach *Gargiulo et al.* (6)

> **Ziele der chirurgischen Kronenverlängerung**

- Wiederherstellung der biologischen Breite

- Rekonstruktion einer physiologischen Morphologie des Alveolarfortsatzes und der Gingiva auf reduziertem Niveau zur Aufnahme prothetischer Restaurationen

- Verbesserung der Hygienefähigkeit in der individuellen Mundhygiene

- Ästhetische Optimierung bei weichgewebigen Asymmetrien

> **Indikationen**

- Ausgedehnte subgingivale Wurzelkaries

- Koronale Zahnfrakturen bis zum Alveolarknochen

- Perforationen im koronalen Drittel bei *alio loco* durchgeführter Wurzelkanalbehandlung

- Erneuerungsbedürftige Restaurationen mit vorhandenen subgingivalen Kronenrändern

- Asymmetrischer Gingivaverlauf in der ästhetischen Zone

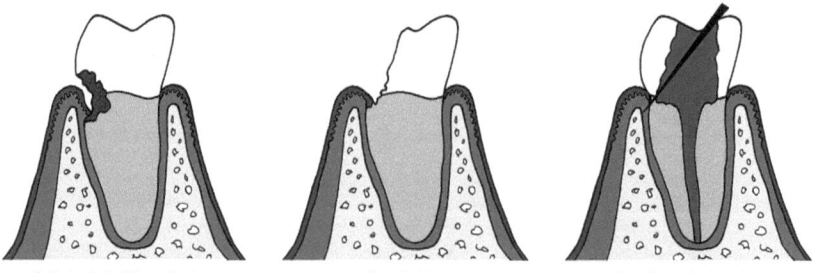

Subgingivale Wurzelkaries   Zahnfraktur   Zervikale Perforation

Abbildung 32: Indikationsstellung der chirurgischen Kronenverlängerung zur Wiederherstellung der biologischen Breite vor restaurativer Therapie
Abbildung nach *Flemmig & Rumetsch* (4)

Operative Verfahren zur Kronenverlängerung

Die chirurgische Kronenverlängerung wird mit einem reponierten vollschichtigen Lappen oder einem apikal verschobenen Mukosalappen resp. Mukoperiostlappen durchgeführt und wenn nötig mit einer Osteoplastik und Ostektomie kombiniert. Der Alveolarknochenkamm wird dabei so weit reduziert, dass die biologische Breite durch die zukünftige Lage der Restauration nicht verletzt wird. Die Auswahl des jeweiligen operativen Verfahrens ist darüber hinaus abhängig von der Breite der befestigten Gingiva und der Lokalisation des zu operierenden Zahnes im Kiefer.

Reponierter Mukoperiostlappen

Der nichtverschobene reponierte Mukoperiostlappen ist im Rahmen der chirurgischen Kronenverlängerung bei sehr breiter keratinisierter Gingiva indiziert und kann mit der Osteoplastik und Ostektomie kombiniert werden.

> **Operatives Vorgehen**

- Anästhesie

- 1. Inzision: paramarginal zur Rekonstruktion der biologischen Breite mit Skalpell 15c
  2. Inzision: sulkär bis auf den Boden des Alveolarknochenkamms

- Präparation eines Mukoperiostlappens mit einem Raspatorium 24 G zur Freilegung des zahntragenden Alveolarfortsatzes

- Degranulation und mechanisches Debridement

- Osteoplastik und Ostektomie zur Wiederherstellung der biologischen Breite für die spätere Restauration

- Fortlaufende Umschlingungsnaht entsprechend dem Vorgehen beim apikal verschobenen Mukoperiostlappen mit Seide 4/0

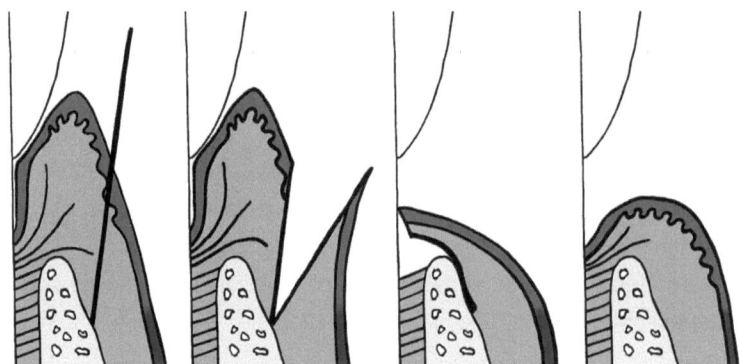

Abbildung 33: Paramarginale Inzision, Präparation, Exzision und Reposition sowie Zustand nach Heilung beim reponierten Mukoperiostlappen
Abbildung nach *Flemmig* (3)

Apikal verschobener Mukosalappen (AVML)

Mit dem Verfahren des apikal verschobenen Mukosalappens kann einerseits die biologische Breite wiederhergestellt sowie zusätzlich eine Extension der keratinisierten Gingiva erzielt werden. Des Weiteren können Periostnähte eine sichere Apikalfixation des Lappens gewährleisten.

➤ **Operatives Vorgehen**

- Anästhesie

- 1. Inzision: marginal ohne Alvelarknochenkontakt mit Skalpell 15
  2. Inzision: supraperiostal in Fortführung der 1. Inzision nach apikal

- Präparation des Mukosalappens 2 - 3 mm apikal des Alveolarknochens

- Das Periost auf dem krestalen Alveolarknochen bleibt unbedeckt und heilt sekundär

- Lappenfixation in apikaler Position mit Periostnähten aus resorbierbarem Nahtmaterial 6/0

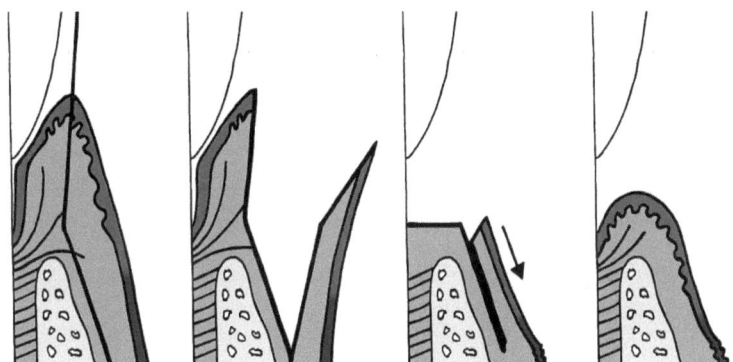

Abbildung 34: Marginale Inzision, supraperiostale Präparation, Reposition und Fixation mit Periostnähten sowie Zustand nach Heilung beim AVML Abbildung nach *Flemmig* (3)

Apikal verschobener Mukoperiostlappen (AVMPL)

Die vollschichtige Lappenoperation ermöglicht den Zugang zum zahntragenden Alveolarknochen. Muss im Zuge der Wiederherstellung der biologischen Breite vor restaurativer Rehabilitation bei geringem Ausmaß der keratinisierten Gingiva eine Osteoplastik und Ostektomie durchgeführt werden, stellt der apikal verschobene Mukoperiostlappen die Therapie der Wahl dar.

Die Technik des apikal verschobenen Mukoperiostlappens (zur Reduktion parodontaler Taschen) wird im Kapitel *Resektive Parodontalchirurgie* detailliert beschrieben.

> **Operatives Vorgehen**

- Anästhesie

- 1. Inzision: marginal bis auf den Alveolarfortsatz mit Skalpell 15c
  2. Inzision: sulkär bis auf den Boden des Alveolarfortsatzes

- Mobilisation eines Mukoperiostlappens mit einem Raspatorium 24 G über die Mukogingivallinie hinaus

53

- Ausdünnen des Lappens von vestibulär und oral im Bereich der Interdentalpapillen mit Skalpell 15

- Degranulation und mechanisches Debridement

- Osteoplastik und Ostektomie zur Wiederherstellung der biologischen Breite für die spätere Restauration

- Wundverschluss 1 - 2 mm koronal des Alveolarfortsatzes mit einer fortlaufenden Umschlingungsnaht aus Seide 4/0

Apikal verschobener Mukosa-/Mukoperiostlappen

Die Technik des kombinierten Mukosa-/Mukoperiostlappens bietet den Vorteil, einerseits den zahntragenden Alveolarknochen im koronalen Bereich für die Knochenchirurgie freizulegen, und andererseits den präparierten Mukosalappen über Periostnähte sicher in apikaler Position zu fixieren.

➢ **Operatives Vorgehen**

- Anästhesie

- 1. Inzision: marginal bis auf den Boden des Alveolarfortsatzes mit Skalpell 15c
  2. Inzision: supraperiostal in Fortführung der 1. Inzision nach apikal mit Skapell 15

- Mobilisation des Mukosalappens apikal des Alveolarknochenfortsatzes

- Degranulation und Exzision des Periosts samt Faserapparat auf dem krestalen Alveolarknochen

- Osteoplastik und Ostektomie zur Wiederherstellung der biologischen Breite für die spätere Restauration

- Wundverschluss koronal des Alveolarfortsatzes mit einer fortlaufenden Umschlingungsnaht aus Seide 4/0 sowie mit zusätzlichen Periostnähten aus resorbierbarem Nahtmaterial 6/0 zur sicheren Fixation des Lappens in apikaler Position

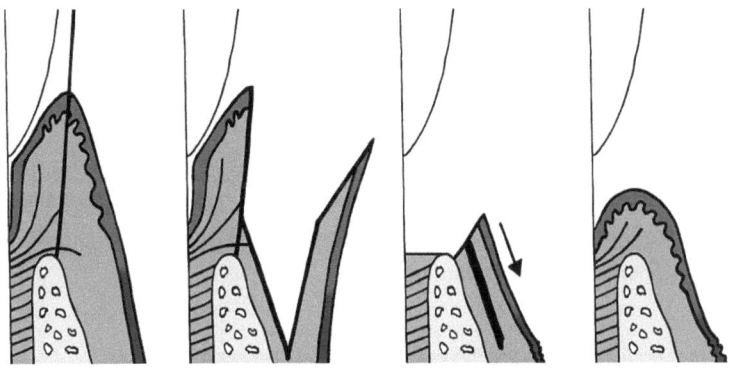

Abbildung 35: Marginale und supraperiostale Inzisionen, Exzision und Reposition sowie Zustand nach Heilung beim Mukosa-/Mukoperiostlappen Abbildung nach *Flemmig* (3)

Prothetische Rehabilitation

Der Zeitpunkt der prothetischen Rehabilitation nach durchgeführter chirurgischer Kronenverlängerung ist abhängig von der Lokalisation des therapierten Zahnes im Kiefer. Während im Seitenzahngebiet ca. 6 Wochen *post operationem* der Zahnersatz eingegliedert werden kann, sollte in der ästhetisch relevanten Zone mit individuell gefertigten Langzeitprovisorien das Weichgewebe zwischen 2 und 3 Monaten konditioniert werden und erst im Anschluss an eine Stabilisationsphase die prothetische Rehabilitation erfolgen. Im Allgemeinem ist eine supragingivale bzw. isogingivale Präparationsgrenze unter Einhaltung der biologischen Breite anzustreben.

Regenerative Parodontalchirurgie

Die Folgen der parodontalen Erkrankung führen zu klinischen Attachmentverlusten. Während horizontale Knochenverluste und moderate intraossäre Defekte ≤ 3 mm mit resektiven Methoden therapiert werden, besteht bei ausgeprägten vertikalen Knochendefekten die Möglichkeit einer parodontalen Regeneration (*Restitutio ad integrum*).

➢ **Ziele der parodontalen Regeneration**

- Wiederherstellung der durch Parodontitis verloren gegangenen Gewebe mit Neubildung von Alveolarknochen, Wurzelzement und funktionell orientierten Desmodontalfasern

Prinzipien parodontaler Regeneration

Gegenwärtig können die Ziele der parodontalen Regeneration mit den Techniken der gesteuerten Geweberegeneration (GTR) und mit Wachstumsfaktoren erreicht werden.

➢ **Indikationen**

- Vertikale intraossäre Defekte:
  1. Defekttiefe von ≥ 4 mm
  2. Defektwinkel von ≤ 30°
  3. Mehrwandige Knochendefekte

- Furkationsbeteiligung Grad II an unteren Molaren

➢ **Kontraindikationen/Einschränkungen**

- Horizontale Knochenverluste

- Furkationsbeteiligung Grad III

- Raucher

Die präoperative Diagnostik mit genauen Kenntnissen der Defektanatomie stellt die Voraussetzung für eine erfolgreiche regenerative Therapie dar. Intraorale Zahnfilmaufnahmen in der Paralleltechnik gewährleisten nicht immer eine genaue Beurteilung der Lage und Ausdehnung des ossären Defektes. Zusätzlich kann ein sog. „Bone Sounding" durchgeführt werden. Dabei wird unter Lokalanästhesie mit einer Parodontalsonde der knöcherne Fundus in der Zirkumferenz des Zahnes abgetastet, so dass man dann in Kombination mit der Röntgenaufnahme eine nahezu dreidimensionale Vorstellung des Knochendefektes erhält.

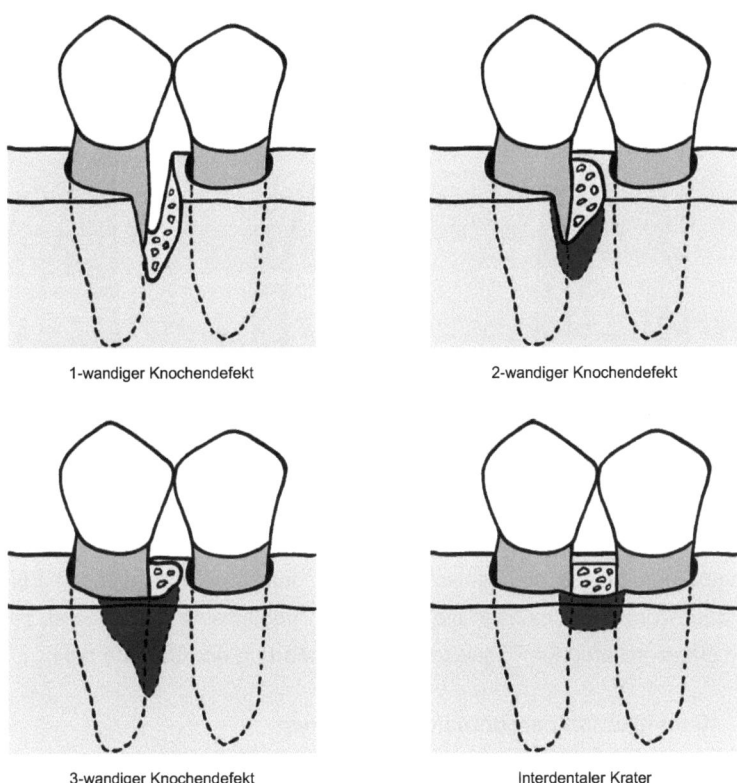

1-wandiger Knochendefekt   2-wandiger Knochendefekt

3-wandiger Knochendefekt   Interdentaler Krater

Abbildung 36: Intraossäre Defektmorphologie

Gesteuerte Geweberegeneration (GTR)

Nach Lappenoperationen konkurrieren im Bereich des parodontalen Defektes die umliegenden Gewebe miteinander. Die schnellsten Wachstumsraten weisen die Zellen des Epithels und des Bindegewebes auf. Bei der Technik der gesteuerten Geweberegeneration wird durch Einbringen einer Barriere (Membran) die Epithelproliferation nach apikal mechanisch verhindert, so dass eine Neubildung von Desmodontalfasern, Wurzelzement und Alveolarknochen in dem freigewordenen Raum unterhalb der Membran ermöglicht wird.

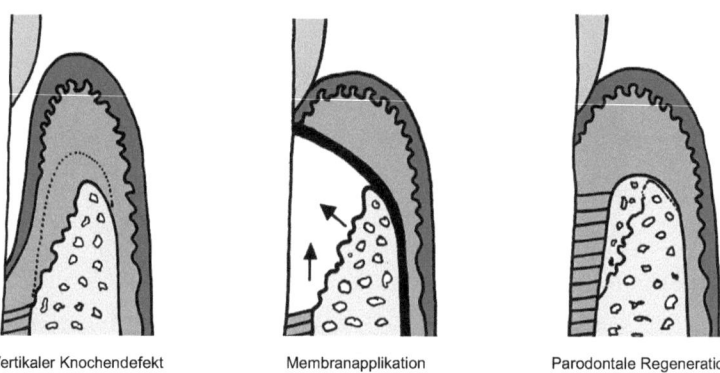

Vertikaler Knochendefekt   Membranapplikation   Parodontale Regeneration

Abbildung 37: Prinzip der gesteuerten Geweberegeneration (GTR)

Membranen

Membranen für die mechanische Barriere der schnellwachsenden Epithel- und Bindegewebszellen müssen biokompatibel, möglichst raumerhaltend, zellokklusiv und diffusionsfähig für Flüssigkeiten zur Ernährung der Gewebe sein.

➢ **Klassifikation parodontaler Membranen**

- Nichtresorbierbare Membranen

- Resorbierbare Membranen

58

Nichtresorbierbare Membranen werden synthetisch hergestellt und bestehen in der Regel aus expandiertem Polytetrafluorethylen (Teflon®). Nach einer Applikationszeit von 4 bis 6 Wochen müssen sie in einem Zweiteingriff wieder entfernt werden. Wohingegen resorbierbare Membranen den Vorteil besitzen, dass ein Zweiteingriff zur Entnahme entfällt. Im Gegensatz zu den nichtresorbierbaren Barrieren besitzen sie jedoch eine geringere Eigensteifigkeit und können bei ausgedehnten knöchernen Defekten u.U. eine adäquate Raumerhaltung nicht gewährleisten. In der regenerativen Parodontalchirurgie zur Therapie vertikaler ossärer Defekte haben sich gegenwärtig die nichtresorbierbaren Membranen durchgesetzt.

Knochen-/Knochenersatzmaterialien

Zur Unterstützung der mechanischen Membraneigenschaften werden zusätzlich Knochen-/Knochenersatzmaterialien in den parodontalen Defekt eingebracht. Füllstoffe, die vitale Zellen enthalten, werden als Transplantate, und Ersatzmaterialien, die keine vitalen Zellen beinhalten, als Implantate bezeichnet.

➢ **Klassifikation parodontaler Füllstoffe**

● Autogener (autologer) Knochen:
Spender und Empfänger sind genetisch identisch

● Allogener (homologer) Knochen:
Spender und Empfänger sind genetisch different, gehören aber der gleichen Spezies an

● Xenogene Knochenersatzmaterialien:
Spender und Empfänger sind von unterschiedlichen Spezies (*bovin* = Rind / *porcin* = Schwein)

● Alloplastische Knochenersatzmaterialien:
Synthetische oder aus natürlichen Quellen gewonnene anorganische Fremdmaterialien

Die verschiedenen Knochen-/Knochenersatzmaterialen können auf unterschiedliche Art und Weise die Regeneration der verloren gegangen Gewebe unterstützen.

➢ **Biologische Wirkungsweise von Knochen-/Knochenersatzmaterialien**

- Osteogenese:
  Vitale Osteoplasten im Transplantat wachsen an der Empfängerregion an und synthetisieren neuen Knochen

- Osteoinduktion:
  Differenzierung mesenchymaler Zellen zu Osteoblasten durch an das Trans- oder Implantat gebundene BMPs (Bone Morphogenetic Proteins) mit anschließender Knochenneubildung

- Osteokonduktion:
  Das Trans- oder Implantat fungiert als Leitschiene für die aus dem umliegenden Gewebe stammenden Knochenzellen

Für die regenerative Therapie intraossärer parodontaler Defekte können in der Regel im unmittelbaren Operationsgebiet ausreichende Mengen autogenen Knochens mit einem geraden Zugmeißel entnommen werden. Somit entgeht man der Gefahr einer möglichen Fremdkörperreaktion und einer Infektion durch allogene, xenogene und alloplastische Materialien. Darüber hinaus besitzen autogene Knochentransplantate ein osteogenetisches (nur bei Vitalerhaltung der zu transplantierenden Zellen), osteokonduktives und osteoinduktives Potential.

Lappentechniken bei GTR

Das Lappendesign für regenerative Verfahren muss derartig gestaltet sein, dass sowohl der Zugang zum zahntragenden Alveolarknochen, als auch eine maximale Schonung der interdentalen Gingiva für einen primären Wundverschluss ermöglicht werden.

➢ **Auswahl der Lappentechnik bei GTR**

- Konventioneller Mukoperiostlappen

- (Originärer) Papillenerhaltungslappen nach *Takei et al.* (16)

- Modifizierter (gerader) Papillenerhaltungslappen nach *Cortellini et al.* (2)

- Vereinfachter (schräger) Papillenerhaltungslappen nach *Cohen* (1)

Papillenerhaltendes Lappendesign

Auf Grund der Lage der interdentalen Inzision unterscheiden sich die einzelnen Varianten der Papillenerhaltungslappen. Die Wahl der Schnittführung ist wiederum abhängig vom approximalen Platzangebot in mesiodistaler Richtung.

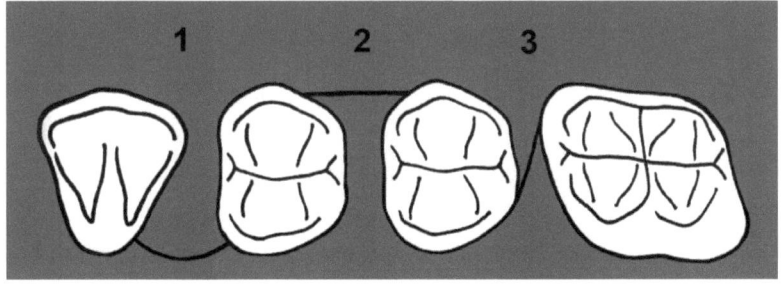

1. halbmondförmig oral   2. modifiziert gerade   3. vereinfacht schräg

Abbildung 38: Varianten der interdentalen Schnittführung bei den verschiedenen Techniken des Papillenerhaltungslappens

> **Breite Interdentalräume**

Die Lage des intraossären Defektes bestimmt, ob die Schnittführung nach vestibulär oder oral verlegt wird. Dadurch wird eine Lappenfixation auf knöcherner Unterlage ermöglicht, ohne dass das Transplantat mitsamt der Membran komprimiert wird.

- Papillenerhaltungslappen nach *Takei et al.* (16):
  Halbmondförmige orale Inzision mit Mobilisation der gesamten Papille von oral nach vestibulär

- Modifizierter Papillenerhaltungslappen nach *Cortellini et al.* (2):
  Gerade vestibuläre Inzision mit Mobilisation der gesamten Papille von vestibulär nach oral

CAVE: Reißt die Interdentalpapille aus oder wird der interdentale Lappen nicht ausreichend per Diffusion ernährt, ist eine primäre Wundheilung erschwert und das Risiko einer Membranexposition erhöht!

> **Schmale Interdentalräume**

Bei schmalen Approximalräumen besteht ein größeres Risiko der Lappennekrose im interdentalen Bereich. Für eine sichere Adaptation der Wundränder wird in diesem Fall eine schräge Inzision interdental favorisiert.

- Vereinfachter Papillenerhaltungslappen nach *Cohen* (1):
  Schräge Inzision durch den Interdentalraum mit vollschichtiger Lappenpräparation jeweils nach vestibulär und oral

Das weitere operative Vorgehen ist unabhängig vom interdentalen Platzangebot bei allen vorgestellten Varianten der unterschiedlichen Papillenerhaltungslappen identisch.

➤ **Operatives Vorgehen**

● Anästhesie

● 1. Inzision: gerade vestibulär oder oral resp. schräg entsprechend der interdentalen Breite der Gingiva und der Lokalisation des intraossären Defektes mit Skalpell 15c

2. Inzision: vertikal zur Entlastung und paramedian zum Zahn über die mukogingale Grenze hinaus

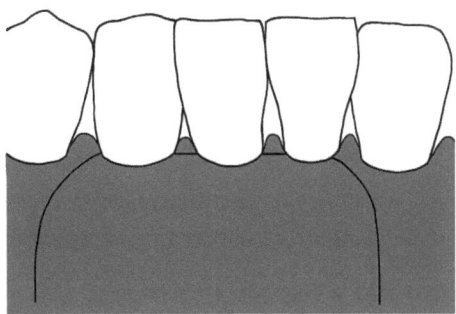

Abbildung 39: Gerade vestibuläre Inzision beim modifizierten Papillenerhaltungslappen

● Mobilisation eines Mukoperiostlappens unter maximalem Erhalt des interdentalen Gewebes mit einem Raspatorium 24 G über die Mukogingivallinie hinaus

● Sorgfältige Degranulation des vertikalen Knochendefektes und der Wurzeloberfläche mit Küretten, Scalern und feindiamantierten Schallscaleransätzen

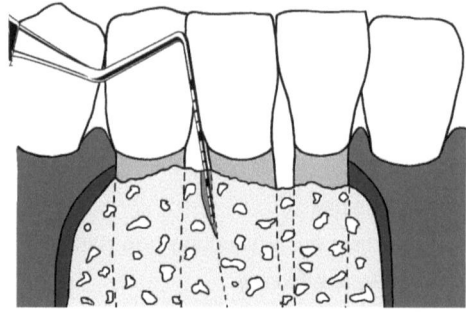

Abbildung 40: Intraossäre Defektkomponente ≥ 4 mm

- Individuelle Anpassung der Membran entsprechend der knöchernen Defektmorphologie

- Entnahme eines autogenen Knochentransplantates (wenn möglich im selben Operationsgebiet) mit geradem Zugmeißel

- Einbringen des autogenen Knochens in den intraossären Defekt mit einem Raspatorium 24 G, ohne das Transplantat zu komprimieren

- Faltenfreie Applikation der Membran über den mit autogenem Knochen aufgefüllten Defekt

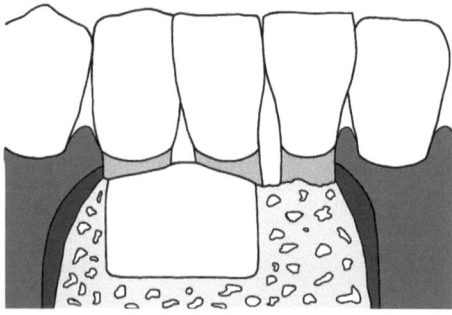

Abbildung 41: Membranapplikation nach vorherigem Einbringen des autogenen Knochentransplantates

● Periostschlitzung zur spannungsfreien Lappenfixation in koronaler Position mit Skalpell 15c

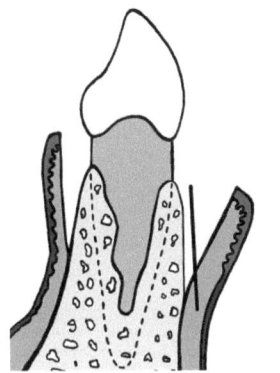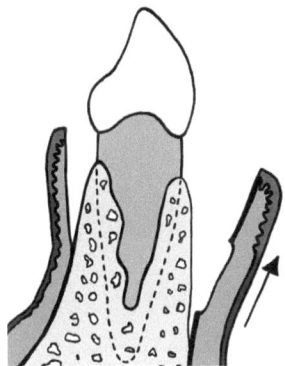

Periostschlitzung im Bereich der Alveolarmukosa   Mobilisation des Lappens nach koronal

Abbildung 42: Prinzip der Periostschlitzung

● Zweischichtiger primärer Wundverschluss interdental mit interner horizontaler Matratzennaht aus resorbierbarem Nahtmaterial 6/0 sowie zusätzlichen externen Matratzennähten nach *Laurell* und im Bereich der vertikalen Entlastungsinzisionen Kreisnähte mit monofiler Naht 6/0

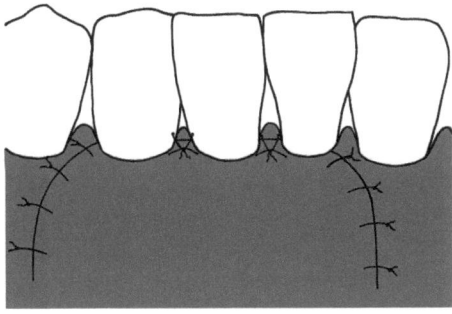

Abbildung 43: Lappenfixation mit Matratzen- und Kreisnähten

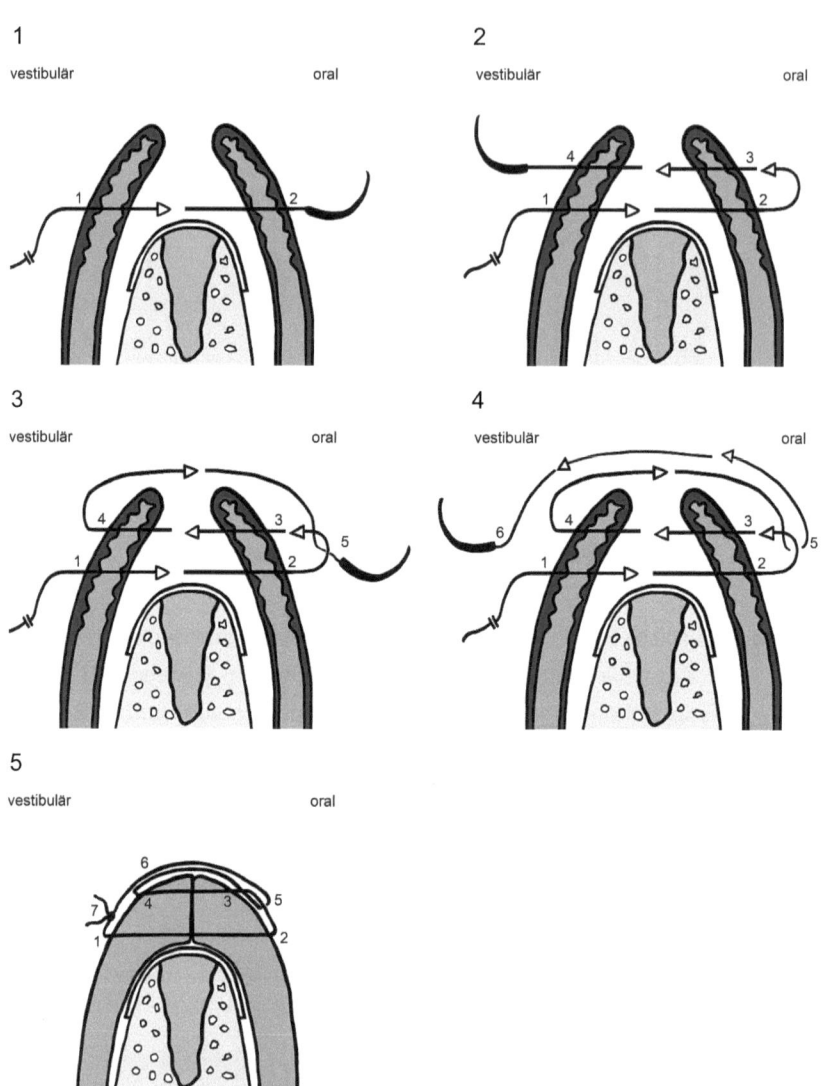

Abbildung 44: Modifizierte Matratzennaht nach *Laurell*

➢ **Postoperatives Management**

Bei regenerativen Eingriffen ist das postoperative Management von maßgeblicher Bedeutung für den Therapieerfolg. Eine bakterielle Kontamination der Membran und der damit verbundenen Infektion des Operationsgebietes ist zu vermeiden. Zusätzlich zu dem Standardprotokoll nach parodontalchirurgischen Eingriffen müssen folgende Faktoren besonders beachtet werden:

● Schmerz- und Schwellungsprophylaxe mit nichtsteroidalen Antiphlogistika sowie feuchtkalter Umschläge

● ggf. systemische Antibiotikatherapie bei umfangreichen Augmentationen für 7 Tage

● Keine mechanische Mundhygiene im operierten Bereich für 21 - 30 Tage

● Antibakterielle Infektionsprophylaxe durch chemische Plaquekontrolle mit einer Chlorhexidindiglukonat-Mundspüllösung 0,2% dreimal täglich

● Vermeidung von Nikotinkonsum

● Kein Koffein und Alkohol am Operationstag

● Keine sportliche Betätigung für den Zeitraum von 3 Tagen postoperativ

● Entfernung der externen Nähte nach 7 - 10 Tagen (die internen Nähte verbleiben zur Stabilisation der Wunde bis zur vollständigen Lyse)

● Postoperative Kontrollen und vorsichtiges supragingivales Debridement 14 und 30 Tage nach dem Eingriff

● Keine Erhebung der Taschensondierungstiefen im Operationsgebiet für 9 Monate

● Intraorale Zahnfilmaufnahme in Paralleltechnik zur röntgenologischen Diagnostik 9 - 12 Monate postoperativ

Chirurgische Furkationstherapie

Horizontale Attachmentverluste im interradikulären Bereich an mehrwurzeligen Zähnen werden als Furkationsbefall bezeichnet. Die Klassifikation nach *Hamp et al.* (8) legt drei Schweregrade zu Grunde:

Grad I	Furkation bis 3 mm in horizontaler Richtung sondierbar
Grad II	Horizontale Sondierungstiefe mehr als 3 mm, jedoch nicht vollständiger Verlust des interradikulären klinischen Attachments
Grad III	Vollständiger Verlust des interradikulären klinischen Attachments

Das mechanische Debridement ist an Zähnen mit Furkationen Grad II und Grad III auf Grund des limitierten Zugangs und der interradikulären Komplexität der Zahnwurzelanatomie erschwert. Allgemein werden resektive und regenerative Behandlungsmethoden an Zähnen mit Furkationsbeteiligung unterschieden. Mit Ausnahme von Odontoplastik und Tunnelierung führen alle resektiven Verfahren zu einer Devitalisierung der Pulpa.

➢ **Ziele der chirurgischen Furkationstherapie**

- Zugang zur Furkation für das mechanische Debridement unter Sicht

- Ausformen eines hygienefähigen Furkationseingangs bei moderaten interradikulären Attachmentverlusten

- Wiederherstellung der prothetischen Wertigkeit furkationsbeteiligter Molaren durch Entfernen von einer oder zwei Wurzeln bzw. Separation

- Interradikuläre parodontale Regeneration (soweit möglich)

  und somit

- Verbesserte individuelle Reinigungsmöglichkeiten in der Nachsorge

> **Therapie bei Furkationsbeteiligung**

Grad I	Grad II	Grad III
Debridement	Debridement	Debridement
Odontoplastik	Tunnelierung	Tunnelierung
	Wurzelamputation (OK)	Wurzelamputation (OK)
		Hemisektion (UK)
		Prämolarisierung (UK)
	GTR (UK)	Extraktion

Odontoplastik

Unter Odontoplastik wird die Modellation der Zahnhartsubstanz am Furkationseingang verstanden. Die Indikation ist bei Furkationen Grad I und ggf. noch bei leichten Formen von Grad II gegeben. Nicht selten wird die Odontoplastik zusammen mit einer moderaten Osteoplastik durchgeführt.

> **Ziele der Odontoplastik**

- Ausformen eines hygienefähigen Furkationseingangs

- Verbesserte individuelle Reinigungsmöglichkeiten in der Nachsorge

> **Operatives Vorgehen**

- Nach marginaler Inzision und Präparation eines Mukoperiostlappens instrumentelle Reinigung des Furkationseingangs unter Sicht

- Reduktion der horizontalen Komponente des Furkationsbefalls durch Odontoplastik mit fein diamantierten Schleifkörpern unter NaCl-Kühlung

- Wundverschluss mit einer fortlaufenden Umschlingungsnaht oder alternativ mit interdentalen Kreisnähten mit Seide 4/0

69

Limitiert wird das Ausmaß der Odontoplastik durch die Lage der Pulpa. Eine eventuell notwendige prothetische Restauration sollte die neu modellierte Kronenkontur im Bereich der Furkation beibehalten.

Tunnelierung

Bei der Tunnelierung wird an Unterkiefermolaren mit Furkationen Grad III und beidseits schweren Formen von Grad II durch Resektion des knöchernen Furkationsbodens eine hygienefähige Situation geschaffen. Darüber hinaus kann die Tunnelierung mit einer Odontoplastik kombiniert werden. Voraussetzung am Zahn sind weit divergierende Wurzeln und mittelschwere Attachmentverluste. An einem tunnelierten Zahn muss in der Regel weder eine prothetische Neuanfertigung noch eine endodontische Therapie durchgeführt werden.

> **Ziel der Tunnelierung**

- Verbesserte individuelle Reinigungsmöglichkeiten in der Nachsorge

> **Operatives Vorgehen**

- Nach marginaler Inzision und Präparation eines Mukoperiostlappens instrumentelle Reinigung des Furkationseingangs unter Sicht

- Ostektomie und Osteoplastik mit Zug- und Stoßmeißeln sowie Knochenfeilen nach *Schluger* im Bereich der Furkation zur Aufrechterhaltung einer adäquaten postoperativen Mundhygiene

- ggf. zusätzliche Odontoplastik

- Wundverschluss mit einer fortlaufenden Umschlingungsnaht interdental und interradikulär mit Seide 4/0 zur Fixation des Lappens in apikaler Position

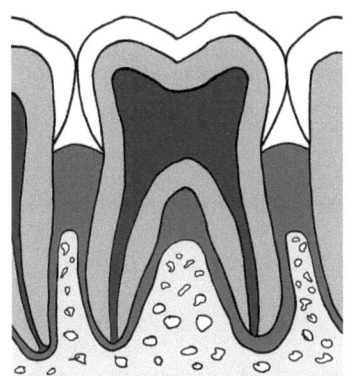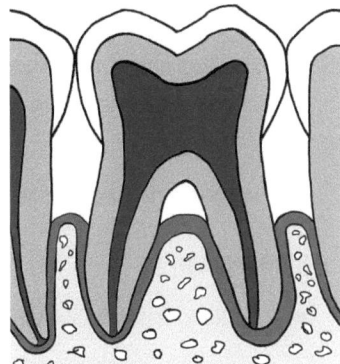

Abbildung 45: Operatives Vorgehen der Tunnelierung unterer Molaren

In der postoperativen Phase wird die Furkation täglich mit einer Interdentalraumbürste vom Patienten gereinigt. Dadurch wird eine überschießende Epithelproliferation nach koronal mit weichgewebigem Verschluss der Furkation verhindert. Zur Prävention von Wurzelkaries im freiliegenden Furkationsbereich ist eine regelmäßige Fluoridierung obligat.

Wurzelamputation

Die Wurzelamputation ist definiert als die Entfernung einer bzw. zweier Wurzeln bei oberen Molaren unter Erhaltung der Zahnkrone. Die Lokalisation des Defektes bestimmt, welche Wurzel amputiert wird. Entsprechend ihrer Wertigkeit wird möglichst die schwächste Wurzel entfernt: distobukkal < mesiobukkal < palatinal. Präoperativ müssen die Wurzellänge und das Restattachment der zu erhaltenden Wurzel(n) berücksichtigt werden. In der Regel ist eine prothetische Neuversorgung des Zahnes nicht notwendig. Werden jedoch zwei Wurzeln entfernt, erfolgt eine spätere prothetische Rehabilitation mit verkleinerter Okklusalfläche zur Reduktion des Frakturrisikos bei extraaxialer Belastung des Zahnes.

➤ **Ziele der Wurzelamputation**

● Zugänglichkeit des Furkationsbereichs und der angrenzenden Wurzeln oberer Molaren durch Entfernen einer bzw. zweier Wurzeln unter der Zahnkrone

● Verbesserte individuelle Reinigungsmöglichkeiten in der Nachsorge

➤ **Indikationen**

● Furkationsbefall Grad III und ggf. schwere Formen Grad II

● Lokalisierter intraossärer Defekt, endodontische Komplikation, ausgedehnte Wurzelkaries, Längsfraktur sowie isolierte Wurzelresorption an einer bzw. zwei Wurzeln eines Oberkiefermolaren

➤ **Operatives Vorgehen**

● Präoperativer Verschluss des Pulpenkavums mit Komposit in Säure-Ätz-Technik nach erfolgreich durchgeführter endodontischer Therapie

● Anästhesie

● Marginale Inzision bis auf den Alveolarfortsatz mit Skalpell 15c

● Präparation eines Mukoperiostlappens mit einem Raspatorium 24 G

● Degranulation und mechanisches Debridement der dargestellten Wurzeln und Furkationseingänge unter Sicht

● Diagnostik der Lage der Furkationseingänge mit Sonde nach *Nabers*

● Horizontale Trennung der zu amputierenden Wurzel mit diamantiertem Schleifkörper unter steriler NaCl-Kühlung ausgehend vom Furkationseingang, ohne dass die zu erhaltenden Wurzeln verletzt werden

● Extraktion des Wurzelrestes unter Schonung des Alveolarfortsatzes

- Moderate Osteoplastik zur Rekonturierung des Alveolarknochens

- Odontoplastik im Bereich der präoperativ mit Komposit verschlossenen Resektionsfläche und Präparation eines angeschrägten, hygienefähigen Übergangs mit fein diamantierten Schleifkörpern

- Wundverschluss der vestibulären und oralen Mukoperiostlappen mit einer fortlaufenden Umschlingungsnaht mit Seide 4/0

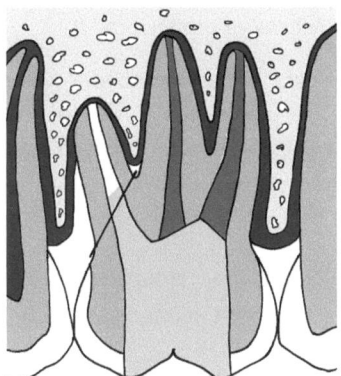 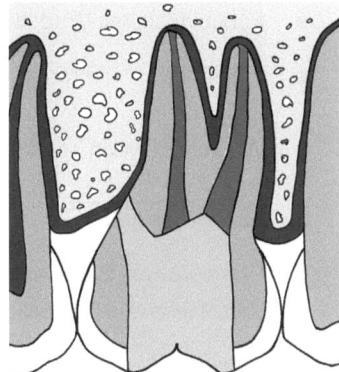

Abbildung 46: Operatives Vorgehen der Wurzelamputation oberer Molaren

Hemisektion

Die Hemisektion bezeichnet die operative Entfernung einer Wurzel mit dem dazugehörigen Kronenanteil an einem unteren Molaren (sehr selten: Trisektion an Oberkiefermolaren). Voraussetzung ist eine erfolgreich durchgeführte endodontische Therapie der zu erhaltenden Wurzel. Hemisezierte Zähne werden in der Regel immer prothetisch versorgt. Es muss besonders auf die Wurzellänge und das Restattachment der zu erhaltenden Wurzel sowie die Kronen-Wurzel-Relation für die spätere Prothetik geachtet werden.

> **Ziele der Hemisektion**

- Wiederherstellung der prothetischen Wertigkeit furkationsbeteiligter unterer Molaren durch Entfernen einer Wurzel samt Zahnkrone

- Verbesserte individuelle Reinigungsmöglichkeiten in der Nachsorge

> **Indikationen**

- Furkationsbefall Grad III und ggf. schwere Formen Grad II

- Lokalisierter intraossärer Defekt, endodontische Komplikation, ausgedehnte Wurzelkaries, Längsfraktur sowie isolierte Wurzelresorption an einer einzelnen Wurzel eines Unterkiefermolaren

> **Operatives Vorgehen**

- Präoperative Entfernung ggf. vorhandener Metallrestaurationen und Verschluss des Pulpenkavums mit Komposit in Säure-Ätz-Technik

- Anästhesie

- Marginale Inzision bis auf den Alveolarfortsatz mit Skalpell 15c

- Präparation eines Mukoperiostlappens mit einem Raspatorium 24 G

- Degranulation und mechanisches Debridement der dargestellten Wurzeln und des Furkationseingangs unter Sicht

- Diagnostik der Lage der Furkationseingänge mit Sonde nach *Nabers*

- Durchtrennen des Zahnes mit einem diamantierten Schleifkörper unter steriler NaCl-Kühlung durch die Furkation in zwei Hälften unter maximaler Zahnhartsubstanzschonung der zu erhaltenden Wurzel

- Extraktion der einen Zahnhälfte unter Erhaltung des Alveolarfortsatzes

- Moderate Osteoplastik zur Rekonturierung des Alveolarknochens

- Entfernen eines überhängenden Furkationsfornix und Schaffung eines glatten Übergangs von der Wurzel zur Krone zur Vermeidung plaqueretentiver Areale

- Wundverschluss der vestibulären und oralen Mukoperiostlappen mit einer fortlaufenden Umschlingungsnaht mit Seide 4/0

- Schienung des hemisezierten Zahnes mit den Nachbarzähnen über einen KFO-Draht mit Komposit in Säure-Ätz-Technik

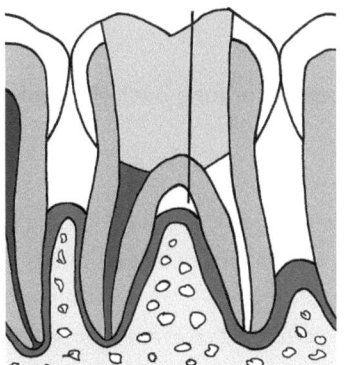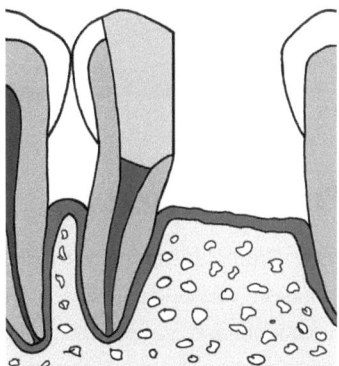

Abbildung 47: Operatives Vorgehen der Hemisektion unterer Molaren

> **Prothetische Rehabilitation**

- 8 Wochen *post operationem* erfolgt die prothetische Versorgung

- Miteinbeziehung des hemisezierten Zahnes sowohl in festsitzende als auch herausnehmbare Suprakonstruktionen

75

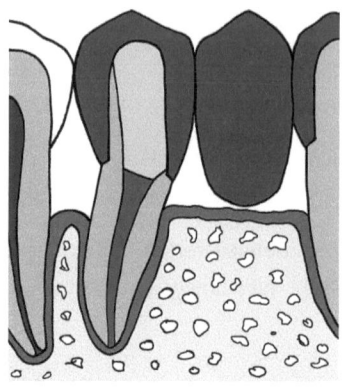

Abbildung 48: Festsitzende Brückenversorgung nach Hemisektion

Prämolarisierung

Unter Prämolarisierung wird die Teilung von unteren Molaren in der Mitte der Furkation verstanden. Dieses Verfahren ist insbesondere bei Perforationen im Furkationsdach sowie bei Unterkiefermolaren mit kurzem Wurzelstamm und Furkationsbeteiligungen Grad III indiziert, wenn beide Wurzeln weit divergent verlaufen und der Zahn leichte Attachmentverluste aufweist. Die Prämolarisierung wird in der Regel bei parodontal wenig geschädigten Zähnen durchgeführt. Auf Grund der engen Indikationsstellung findet diese Methode jedoch nur sehr selten Anwendung.

➤ **Ziele der Prämolarisierung**

● Wiederherstellung der prothetischen Wertigkeit furkationsbeteiligter unterer Molaren durch Separation

● Umwandlung der Furkationsbeteiligung in einen hygienefähigen Zahnzwischenraum

➤ **Operatives Vorgehen**

● Das operative Procedere und die prothetische Rehabilitation entsprechen weitgehend der Hemisektion, jedoch wird der Zahn direkt in der Mitte der Furkation geteilt und beide Zahnhälften belassen

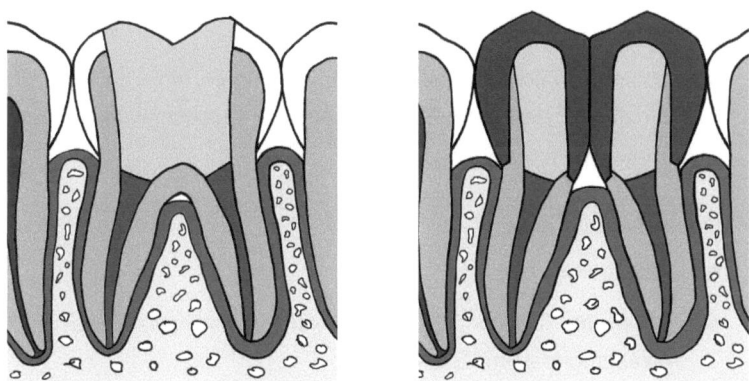

Abbildung 49: Operatives Vorgehen der Prämolarisierung unterer Molaren

Regenerative Furkationstherapie

Die gesteuerte Geweberegeneration (GTR) stellt eine weitere Behandlungsmethode furkationsbeteiligter Molaren dar. Die Indikation der regenerativen Furkationstherapie ist auf Grund der Wurzelanatomie oberer Prämolaren und Molaren auf Unterkiefermolaren mit Furkationen Grad II limitiert. Eine präoperative Wurzelkanalbehandlung ist im Gegensatz zur resektiven Furkationstherapie nicht indiziert. Die Therapieergebnisse mit dem Ziel einer *Restitutio ad integrum* im Sinne einer Rekonstruktion von Desmodontalfasern, Wurzelzement und Alveolarknochen im Furkationsbereich sind jedoch mit einer großen Variabilität zu erwarten.

> **Ziele der regenerativen Furkationstherapie**

- Wiederherstellung der durch Parodontitis verloren gegangenen Gewebe im interradikulären Bereich

- Knöcherner Verschluss des Furkationseingangs

> **Indikation**

- Isolierter Furkationsbefall Grad II an unteren Molaren bei gleichzeitiger Erhaltung des interdentalen Alveolarknochenniveaus koronal des Furkationseingangs

> **Operatives Vorgehen**

- Anästhesie

- Unilaterale Inzision auf der furkationsbeteiligten Seite bis auf den Alveolarfortsatz mit Skalpell 15c

- Präparation eines Mukoperiostlappens mit einem Raspatorium 24 G unter maximaler Erhaltung des parodontalen Gewebes

- Degranulation und mechanisches Debridement im Furkationsbereich unter direkter Sicht

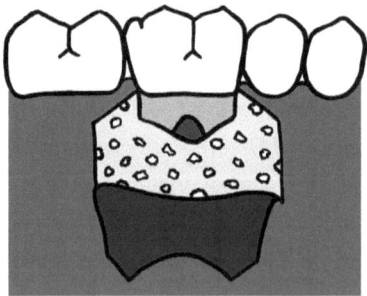

Abbildung 50: Furkation Grad II an einem unteren Molaren nach unilateraler Mobilisation eines vollschichtigen Lappens und Degranulation

- Auffüllen des interradikulären Defektes mit autogenem Knochentransplantat

- Auswahl und faltenfreie Platzierung einer Membran zur Abdeckung des Furkationseingangs

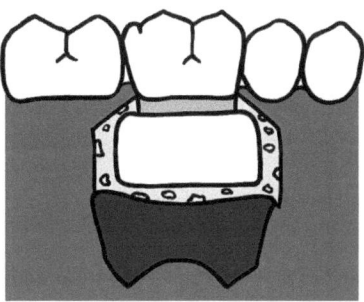

Abbildung 51: Membranapplikation nach vorheriger Augmentation mit autogenem Knochen

- ggf. Periostschlitzung zur spannungsfreien Adaptation der Wundränder

- Angestrebter primärer (ggf. zweischichtiger) Wundverschluss mit monofilem Nahtmaterial 6/0

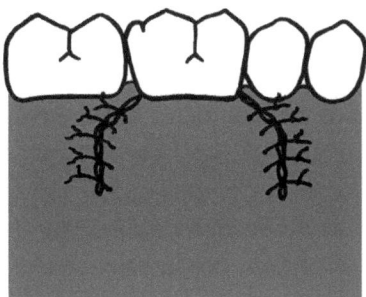

Abbildung 52: Spannungsfreie Lappenfixation in koronaler Position mit Kreisnähten aus monofilem Nahtmaterial 6/0

Plastische Parodontalchirurgie

Zur mukogingivalen Region werden die Gingiva und die Alveolarmukosa gezählt. Die Gingiva wird im koronalen Anteil als marginale freie Gingiva bezeichnet und entspricht in ihrer Höhe etwa der Sondierungstiefe. Apikal davon schließt sich die befestigte Gingiva an, die durch den supraalveolären Faserapparat unverschieblich mit dem Wurzelzement und dem Alveolarknochen verbunden ist. Abweichungen von der physiologischen Anatomie der mukogingivalen Region werden als mukogingivale Aberrationen zusammengefasst.

> ➢ **Ziel der plastischen (mukogingivalen) Parodontalchirurgie**
>
> ● Wiederherstellung einer physiologischen mukogingivalen Anatomie

Parodontale Rezessionen

Bei einer parodontalen Rezession liegen Gingivalsaum und Alveolarknochenkamm apikal ihrer physiologischen Position, so dass die Schmelz-Zement-Grenze sowie die marginalen Anteile der Zahnwurzel exponiert sind. Je nach ihrer Ätiologie sind parodontale Rezessionen auf die vestibuläre Wurzelfläche beschränkt oder umfassen mehrere Wurzelflächen.

> ➢ **Klassifikation parodontaler Rezessionen**

Parodontale Rezessionen werden entsprechend ihrer koronoapikalen Ausdehnung in Bezug auf die Mukogingivallinie, der Zahnstellung und der Höhe des interdentalen Alveolarknochenkamms graduell eingeteilt. Die Klassifikation nach *Miller* (10) legt vier Schweregrade zu Grunde, auf deren Basis die Prognose einer operativen Wurzeldeckung eingeschätzt werden kann.

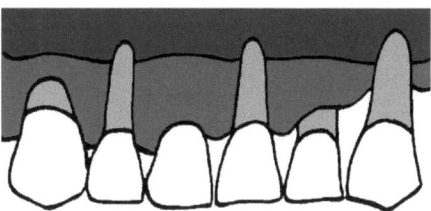

Abbildung 53: Klassifikation parodontaler Rezessionen nach *Miller* (10)

Grad I	Die Rezession reicht nicht bis zur Mukogingivallinie. Es liegt kein interdentaler Alveolarknochen- und Gingivaverlust vor. Eine operative Wurzeldeckung ist bis zu 100% möglich.
Grad II	Die Rezession reicht bis an die Mukogingivallinie heran oder überschreitet diese. Es liegt kein interdentaler Alveolarknochen- und Gingivaverlust vor. Eine operative Wurzeldeckung ist bis zu 100% möglich.
Grad III	Die Rezession reicht bis an die Mukogingivallinie heran oder überschreitet diese. Es liegen eine Zahnfehlstellung und/oder leichter interdentaler Alveolarknochen- und Gingivaverlust vor. Eine operative Wurzeldeckung ist partiell möglich.
Grad IV	Die Rezession reicht bis an die Mukogingivallinie heran oder überschreitet diese. Es liegen eine Zahnfehlstellung und/oder schwerer interdentaler Alveolarknochen- und Gingivaverlust vor. Eine operative Wurzeldeckung ist nicht möglich.

➢ **Ziele der operativen Rezessionsdeckung**

● Deckung der Rezession im Idealfall bis zur Schmelz-Zement-Grenze (Deckung zu 100% nur bei Miller-Klasse I und II möglich)

● Physiologische Morphologie der Gingiva

➢ **Indikationen**

● Ästhetische Beeinträchtigung

● Zahnhalshypersensibilitäten

● Zahnhalskaries sowie zervikale Keildefekte und/oder Abrasionen

● Präprothetische Deckung zur Vermeidung überextendierter Kronen

81

Generell ist vor dem operativen Eingriff an allen Zähnen ein supra- und - wo notwendig - auch ein subgingivales Debridement durchzuführen. Wenn eine gingivale Entzündung im Bereich der parodontalen Rezession vorlag, sollte nach dem mechanischen Debridement für die Heilung der Gingiva ein Zeitraum von 2 bis 4 Wochen vor der Rezessionsdeckung abgewartet werden.

➢ **Methoden zur operativen Rezessionsdeckung**

● Envelope-Technk mit freiem Bindegewebstransplantat

● Koronaler Verschiebelappen

● Einseitig lateraler Verschiebelappen

● Freies Gingivatransplantat

Allen operativen Wurzeldeckungsverfahren gehen unmittelbar präoperativ identische Behandlungsschritte voraus. Diese umfassen nach der erfolgten Lokalanästhesie das Entfernen von Karies und zervikalen Füllungen sowie ein instrumentelles Debridement der freiliegenden Wurzeloberfläche unter Schonung des gingivalen Komplexes. Die Reinigung vor der Lappenpräparation verhindert, dass ein noch intakter parodontaler Faserapparat beschädigt wird, und ist Voraussetzung für ein Reattachment.

Envelope-Technik mit freiem Bindegewebstransplantat

Bei der Envelope-Technik nach *Raetzke* (12) erfolgt nur in der Zirkumferenz der Rezession eine sulkäre Inzision. Auf horizontale und vertikale Schnittführungen wird verzichtet, so dass das Risiko einer möglichen Narbenbildung im ästhetisch relevanten Bereich umgangen werden kann. Im Gegensatz zu den Verschiebelappen-Techniken wird die Envelope-Technik stets mit Bindegewebstransplantaten kombiniert. Demzufolge wird eine Empfängerseite von einer Spenderregion unterschieden. Das entnommene Transplantat kommt hierbei sicher in der präparierten Tasche zu liegen und wird von zwei Seiten - dem Periost und dem Lappen - per Diffusion ernährt.

> **Indikationen**

- Isolierte und multiple parodontale Rezessionen von Grad I, II und III

> **Operatives Vorgehen**

Es wird zuerst das Empfängerbett präpariert und anschließend ein Bindegewebstransplantat aus der Spenderregion am Gaumen aus der Region des lateralen Inzisivus bis zum ersten Molaren entnommen und ohne Verzögerung transplantiert

Empfängerseite (Transplantatbett)

- Anästhesie

- Reinigung der freiliegenden Wurzeloberfläche von Verfärbungen, Biofilm und Zahnstein vor der Lappenbildung

- Unterminierende Inzision in der Zirkumferenz der Rezession mit Skalpell 15c (alternativ mit dem Gingivektomiemesser nach *Orban*)

- Die Präparation sollte 5 mm in alle Richtungen um die Rezession erfolgen und die Gingiva über die Schmelz-Zement-Grenze hinaus unterminiert werden
  CAVE: Perforationen können insbesondere an der mukogingivalen Grenze auftreten!

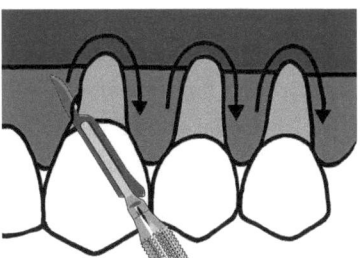

Abbildung 54: Unterminierende Inzision bei der Envelope-Technik

83

Spenderregion (Transplantatentnahmestelle)

- Anästhesie

- 1. Inzision senkrecht zum Alveolarfortsatz und parallel zur Zahnreihe ca. 3 mm paramarginal mit Skalpell 15c

- 2. Inzision parallel zur Schleimhautoberfläche zur Bildung eines Mukosalappens mit einer Schichtstärke von 3 - 4 mm mit Skalpell 15

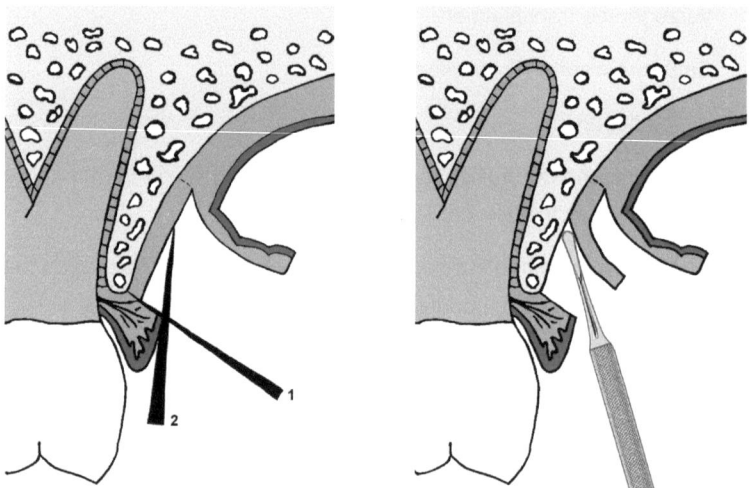

Abbildung 55: 1. und 2. Inzision palatinal der Entnahmestelle sowie Präparation des Bindegewebstransplantates mit einem Raspatorium 24 G

- In einer 3. Inzision wird das zu entnehmende Bindegewebstransplantat mit Skalpell 15c umschrieben (die Größe des Transplantates wird durch die anatomische Lage der *A. palatina* limitiert)

  CAVE: Die Verletzung der *A. palatina* kann zu schwer beherrschbaren Blutungen führen!

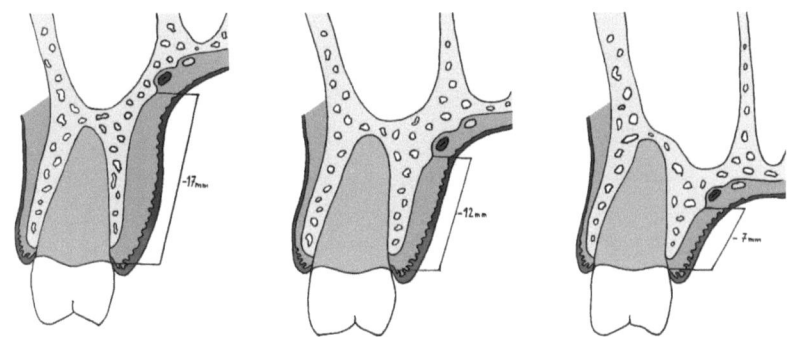

Abbildung 56: Anatomische Lagebeziehung der *A. palatina* in Abhängigkeit von der Höhe des Gaumendachs nach *Reiser et al.* (14)

- Das Transplantat wird mit einem Raspatorium 24 G vom palatinalen Knochen gelöst und anschließend vorsichtig mit einer Pinzette entnommen

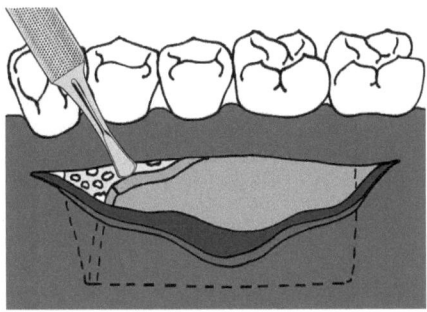

Abbildung 57: Präparation und Entnahme des Bindegewebstransplantates von palatinal mit einem Raspatorium 24 G

- Der Mukosalappen an der Entnahmestelle wird mit einer fortlaufenden Naht aus Seide 4/0 verschlossen

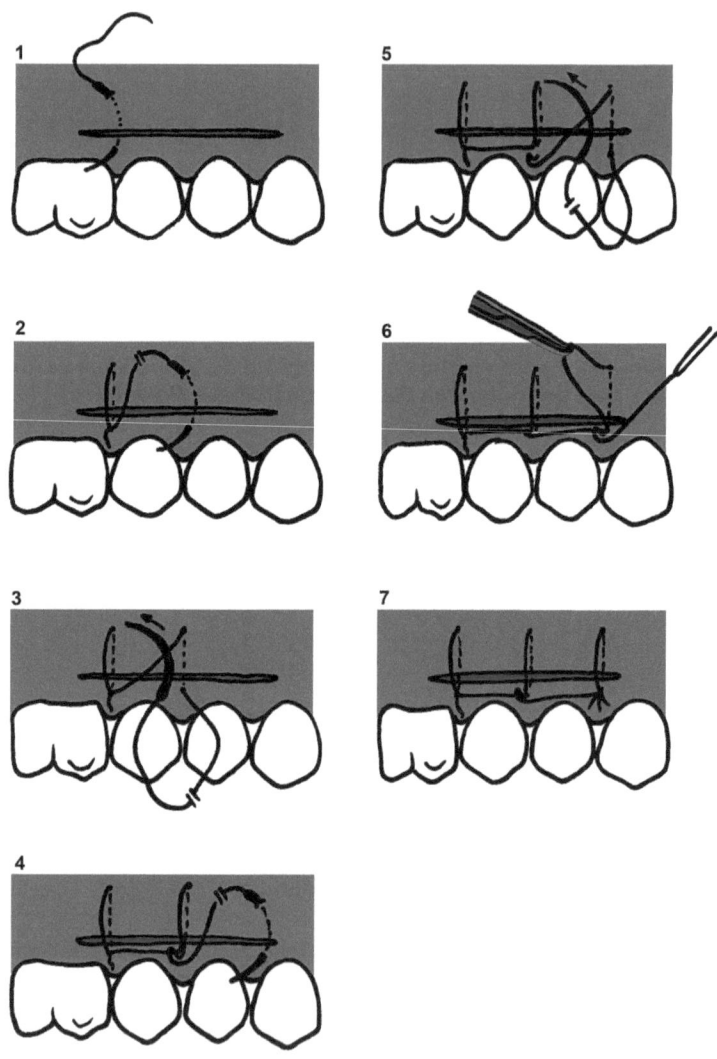

**Abbildung 58: Fortlaufende Naht zum Verschluss der
Transplantatentnahmestelle am Gaumen von distal nach mesial**

Empfängerseite (Transplantatbett)

● Einbringen des Transplantates im Bereich des präparierten Empfängerbetts und Positionierung 1 mm koronal der Schmelz-Zement-Grenze

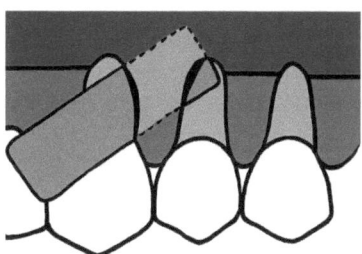

Abbildung 59: Einbringen des Transplantates

● Die Größe des Transplantates sollte die nichtvaskularisierte Wurzelfläche nach mesial, distal und apikal jeweils um 4 - 5 mm überragen

● Fixation des Transplantates mit einer fortlaufenden Kreuznaht oder vertikalen Matratzennähten aus monofilem Nahtmaterial 6/0

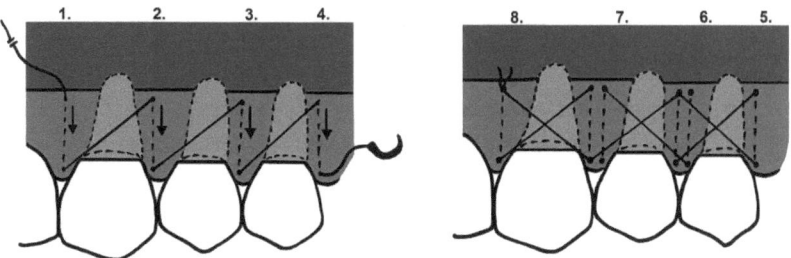

Abbildung 60: Fortlaufende Kreuznaht zur Fixation des Transplantates

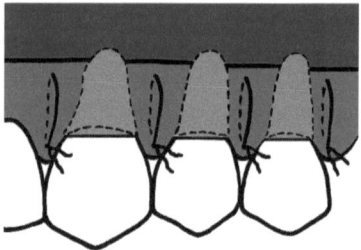

Abbildung 61: Vertikale Matratzennähte zur Fixation des Transplantates

Bindegwebstransplantate harmonieren farblich sehr gut mit dem umliegenden Gewebe, da das transplantierte Gewebe von angrenzenden Epithelzellen überzogen wird, die für die Farbgebung bestimmend sind.

Koronaler Verschiebelappen

Beim koronal verschobenen Lappen nach *Restrepo* (15) wird zur Deckung der Wurzeloberfläche die apikal der Rezession liegende Gingiva koronalwärts verlagert. Diese Technik eignet sich sowohl für isolierte als auch multiple parodontale Rezessionen von Grad I. Ob hierbei ein Mukoperiost- oder Mukosalappen präpariert wird, richtet sich nach der Beschaffenheit des gingivalen Phänotyps. Nach Möglichkeit wird die Präparation eines teilschichtigen Mukosalappens für die Koronalverschiebung favorisiert.

➢ **Indikation**

- Isolierte und multiple parodontale Rezessionen von Grad I und bei ausreichend keratinisierter Gingiva apikal der Rezession(en)

➢ **Operatives Vorgehen**

- Anästhesie

- Reinigung der freiliegenden Wurzeloberfläche von Verfärbungen, Biofilm und Zahnstein vor der Lappenbildung

● Divergierende Vertikalinzisionen beidseitig lateral der Rezession in apikaler Richtung über die Mukogingivallinie hinaus mit Skalpell 15c

● Entepithelialisierung beidseits der Vertikalinzisionen in der befestigten Gingiva zur koronalen Adaptation des Lappens und Deckung der parodontalen Rezession

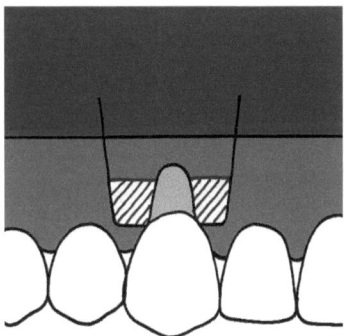

Abbildung 62: Divergierende Inzisionen und Entepithelialisierung

● Präparation eines Mukosalappens mit Skalpell 15

● Periostschlitzung zur spannungsfreien Koronalisierung

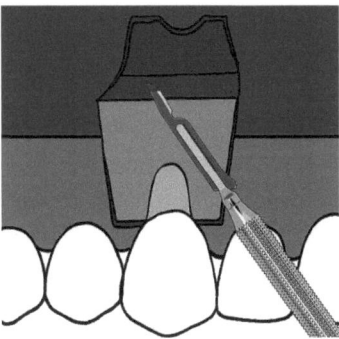

Abbildung 63: Teilschichtige Lappenpräparation und Periostschlitzung

89

- Verlagerung des Lappens nach koronal, so dass der Gingivalsaum geringfügig die Schmelz-Zement-Grenze überragt

- Abdeckung der Rezession mit dem koronal verlagerten Lappen im entepithelialisierten Bereich und Fixation mit Einzelknopfnähten aus monofilem Nahtmaterial 6/0

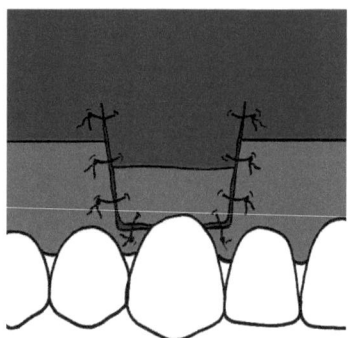

Abbildung 64: Fixation des koronalisierten Lappens mit Kreisnähten

Der koronal verschobene Lappen ist vom Handling wesentlich einfacher als die Envelope-Technik in Kombination mit freiem Bindegewebstransplantat. Von Nachteil ist jedoch die Verlagerung der Mukogingivallinie nach koronal.

Einseitig lateraler Verschiebelappen

Bei isolierten Rezessionen mit weitem Ausmaß in mesiodistaler Richtung von Grad II liegt das Bindegewebstransplantat über große Strecken auf der nichtvaskularisierten Wurzeloberfläche, wodurch das Risiko einer Nekrose erhöht ist. Um dieses Risiko zu vermeiden, kann die Technik des einseitig lateral verschobenen Lappens nach *Grupe* (7) angewendet werden. Hierbei wird die Gingiva in unmittelbarer Nachbarschaft zur Rezession als Spenderregion für die Wurzeldeckung herangezogen. Der laterale Verschiebelappen kann zudem unterstützend auch mit einem Bindegewebstranplantat kombiniert werden.

> **Indikation**

- Isolierte Rezessionen von Grad II mit weitem Ausmaß in mesiodistaler Richtung (> 5 mm in Höhe der Schmelz-Zement-Grenze) und bei ausreichend keratinisierter Gingiva an den Nachbarzähnen

> **Operatives Vorgehen**

- Anästhesie

- Reinigung der freiliegenden Wurzeloberfläche von Verfärbungen, Biofilm und Zahnstein vor der Lappenbildung

- Parallele Vertikalinzisionen beidseits lateral der Rezession in apikaler Richtung über die Mukogingivallinie hinaus mit Skalpell 15c

- Horizontale Inzision distal der Rezession in der befestigten Gingiva parallel zur Schmelz-Zement-Grenze des Nachbarzahnes mit einer Länge analog der Rezessionsbreite in mesiodistaler Richtung

- Weitere Vertikalinzision am distalen Ende der horizontalen Inzision über die Mukogingivallinie hinaus

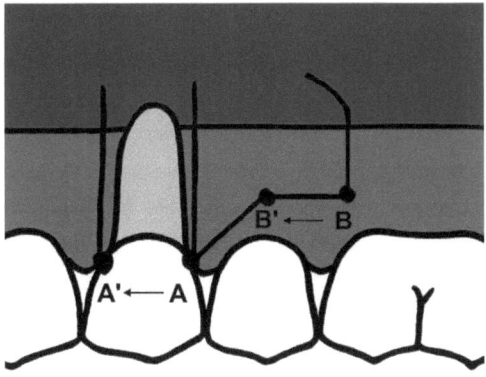

Abbildung 65: Inzisionen beim lateral verschobenen Lappen

- Entepithelialisierung entlang der vertikalen Inzisionen

- Präparation eines Mukosalappens über die Mukogingivallinie hinaus mit Skalpell 15

- ggf. Einbringen eines freien Bindegewebstransplantates von palatinal

- Lateralverschiebung des mobilisierten Lappens über die Rezession

- Spannungsfreie Fixation des einseitig lateral verschobenen Lappens mit monofilem Nahtmaterial 6/0

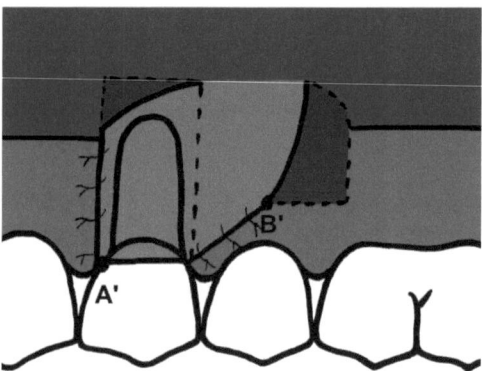

Abbildung 66: Lateralverschiebung und Lappenfixation mit Kreisnähten

Die Technik des einseitig lateral verschobenen Lappens ermöglicht die Deckung parodontaler Rezessionen mit weitem Ausmaß. Ähnlich wie beim koronal verschobenen Lappen wird hierbei auch die mukogingivale Grenze verlagert. Darüber hinaus besteht das Risiko der Bildung sog. „Mukosainseln" in den Arealen, die der sekundären Wundheilung unterliegen.

Freies Gingivatransplantat

Bei freien Gingivatransplantaten wird im Gegensatz zu freien Bindegewebstransplantaten das Epithel der Gaumenschleimhaut mit transplantiert. Da die epithelialisierten Transplantate nicht von Schleimhautlappen bedeckt werden können, werden diese auch nur von der basalen Seite per Diffusion ernährt. Bei der Rezessionsdeckung mit freien Transplantaten ist dies insbesondere im Bereich der zu deckenden Wurzeloberfläche kritisch, da hierbei das Transplantat auf einer nichtvaskularisierten Unterlage aufliegt. Des Weiteren nimmt das Gingivatransplantat nicht die Farbe des umliegenden Gewebes an. Die hohe Variabilität der Ergebnisse und die schlechte Farbharmonie mit der umgebenden Gingiva haben dazu geführt, dass freie Gingivatransplantate gegenwärtig nur noch äußerst selten zur Deckung parodontaler Rezessionen verwendet werden. Von therapeutischer Relevanz ist das freie Gingivatransplantat jedoch noch für die Verbreiterung der befestigten Gingiva in der Implantologie.

Hoch ansetzendes durchstrahlendes Frenulum

Ein hoch ansetzendes Frenulum kann zwischen den beiden ersten Inzisivi im Oberkiefer nach palatinal durchstrahlen. Wird die *Papilla incisiva* auf Zug am Frenulum anämisch, muss davon ausgegangen werden, dass die Fasern des Lippenbändchens durch den Interdentalraum hindurchstrahlen. Von klinischer Relevanz ist dieser Zustand jedoch nur, wenn nach vollständigem Durchbruch aller Frontzähne ein *Diastema mediale* persistiert. In diesem Fall ist ein kieferorthopädischer Lückenschluss erschwert und mit einem erhöhten Rezidivrisiko verbunden.

➤ **Ziel der Frenulektomie**

- Therapeutische Erleichterung des kieferorthopädischen Lückenschlusses und Minimierung des Rezidivrisikos bei persistierendem *Diastema mediale*

93

> **Indikation**

- Unmittelbar vor kieferorthopädischer Therapie bei Persistenz eines *Diastema mediale* nach vollständigem Durchbruch aller Frontzähne

Als alleinige Maßnahme ohne kieferorthopädische Behandlung und/oder vor dem Durchbruch aller Frontzähne der permanenten Dentition ist eine Frenulektomie nicht von Nutzen und daher kontraindiziert.

Frenulektomie mit V-Y-Plastik

Die V-Y-Plastik zur Frenulektomie eines hoch ansetzenden durchstrahlenden Lippenbändchens ermöglicht ästhetisch vorhersagbare und langzeitstabile Therapieergebnisse.

> **Operatives Vorgehen**

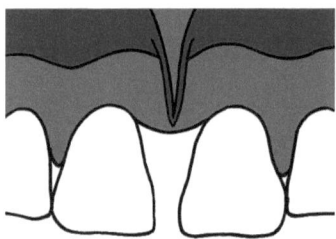

- Anästhesie

- Leichtes Anheben des Frenulums mit der chirurgischen Pinzette

- V-förmige Inzision an der Basis des Bändchens mit Skalpell 15c

Abbildung 67: V-förmige Inzision des Frenulums

- Vollschichtige Präparation des Frenulums bis knapp über die Mukogingivallinie hinaus

- Sorgfältige Degranulation des inserierenden Faserapparates zur Reduktion des Rezidivrisikos eines Reattachments

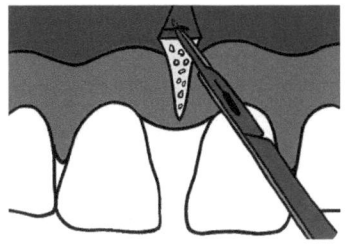

- Minimalinvasive Periostschlitzung innerhalb der V-förmigen Inzision

- Präparation eines Mukosalappens nach apikal mit Skalpell 15

Abbildung 68: Periostschlitzung und Mukosalappenpräparation

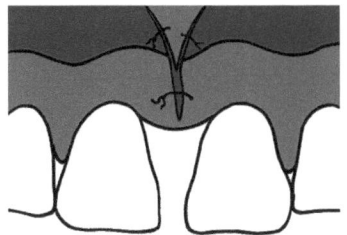

- Fixation des V-förmig umschnittenen Bändchens in apikaler Position mit monofilem Nahtmaterial 6/0

Abbildung 69: Y-förmige Nahtfixation in apikaler Position

95

Instrumentenliste

> ➤ **Parodontalchirurgisches Instrumentarium (Auswahl)**

PCP-15 UNC Parodontalsonde

Furkationssonde 1N *Nabers*

3A Zahnärztliche Sonde

Skalpellgriffe rund mit Skalpellklingen Nr. 15, Nr. 15c, Nr. 12d

Gingivektomiemesser *Orban*

Gingivektomiemesser GF7

Raspatorium 24 G

Raspatorium *Goldman-Fox*

Raspatorium *Prichard*

Knochenmeißel *Kirkland* 13K/TG

Knochenmeißel *Ochsenbein* 4

Kürette *Gracey* und Mini-*Gracey* je 5/6, 7/8, 11/12, 13/14 inkl. Schleifstein

Kürette *Kramer*

Diamantierte Schallscaleransätze (z.B. KaVo SONICflex Nr. 26, Nr. 27)

Mikrochirurgischer Nadelhalter *Castroviejo* und Pinzette

Arterienklemme *Halsted-Mosquito*

Coupland Griff und Spitze

> ➤ **Rotierende Bohrer und Schleifkörper (Auswahl)**

Rosenbohrer extra lang	Komet	H141.206.027
Rosenbohrer extra lang	Komet	H141.206.018
Knochenfräser lang	Komet	H162.205.016
Knochenfräser Standard	Komet	H162.204.016
Konus Schwarzring	Komet	5848.314.016
Konus Rotring	Komet	8856.314.014
Flamme Gelbring	Komet	863EF.314.012
Kronentrenner (FG)	Komet	H36R.314.010
Diamant lang	Intensiv	RA640

Literatur

1. **Cohen ES.** Atlas of cosmetic and reconstructive periodontal surgery. 2nd Edition, Decker 1994.

2. **Cortellini P, Pini Prato G, Tonetti MS.** The modified papilla preservation technique. A new surgical approach for interproximal regenerative procedures. *J Periodontol* 1995; 66:261.

3. **Flemmig TF.** Parodontologie – Ein Kompendium. 1. Auflage, Georg Thieme Verlag 1993.

4. **Flemmig TF, Rumentsch M.** Kronenverlängerung – Eine präprothetische Maßnahme. *Parodontologie* 1996; 1:101.

5. **Friedman N.** Mucogingival surgery. The apically repositioned flap. *J Periodontol* 1962; 33:328.

6. **Gargiulo AW, Wentz FM, Orban B.** Dimensions and relations of dentogingival junction in humans. *J Periodontol* 1961; 32:261.

7. **Grupe HE.** Modified technique for the sliding flap operation. *J Periodontol* 1966; 37:491.

8. **Hamp SE, Nyman S, Lindhe J.** Periodontal treatment of multirooted teeth. Results after 5 years. *J Clin Periodontol* 1975; 2:126.

9. **Kirkland O.** The suppurative periodontal pus pocket: Its treatment by the modified flap operation. *J Am Dent Assoc* 1931: 18:1462.

10. **Miller PD.** A classification of marginal tissue recession. *Int J Periodont Rest Dent* 1985; 5:8.

11. **Ochsenbein C.** Osseous resection in periodontal surgery. *J Periodontol* 1958; 29:15.

12. **Raetzke PB.** Covering localized areas of root exposure employing the „envelope" technique. *J Periodontol* 1985; 56:337.

13. **Ramfjord SP, Nissle RR.** The modified Widman flap. *J Periodontol* 1974; 45:601.

14. **Reiser GM, Bruno JF, Mahan PE, Larkin LH.** The subepithelial connective tissue graft palatal donor site: Anatomic considerations for surgeons. *Int J Periodont Rest Dent* 1996; 16:131.

15. **Restrepo OJ.** Coronally repositioned flap: Report of four cases. *J Periodontol* 1973; 44:564.

16. **Takei HH, Han TJ, Carranza FH, Kenney E, Lekovic V.** Flap technique for periodontal bone implants. Papilla preservation technique. *J Periodontol* 1985; 56:204.

17. **Widman L.** Die radikal-chirurgische Behandlung der Alveolarpyrrhoe. *Vierteljahresschrift für Zahnheilkunde* 1923; 39:18.

Weiterführende Literatur

1. **Cohen ES.** Atlas of Cosmetic and Reconstructive Periodontal Surgery. 3rd Edition, Decker 2007.

2. **Erpenstein H, Diedrich P.** Atlas der Parodontalchirurgie. 1. Auflage, Elsevier 2004.

3. **Lindhe J, Karring T, Lang NP.** Clinical Periodontology and Implant Dentistry. 4th Edition, Blackwell Munksgaard 2003.

4. **Newmann NG, Takei NH, Klokkevold PR, Carranza FA.** Carranza´s Clinical Periodontology. 10th Edition, Elsevier 2006.

Index

Index